Reynier Soria Pérez

Adulto Mayor + Ejercicio = Salud

Reynier Soria Pérez

Adulto Mayor + Ejercicio = Salud

La práctica de ejercicios en el adulto mayor garantiza una senectud saludable

Editorial Académica Española

Imprint
Any brand names and product names mentioned in this book are subject to trademark, brand or patent protection and are trademarks or registered trademarks of their respective holders. The use of brand names, product names, common names, trade names, product descriptions etc. even without a particular marking in this work is in no way to be construed to mean that such names may be regarded as unrestricted in respect of trademark and brand protection legislation and could thus be used by anyone.

Cover image: www.ingimage.com

Publisher:
Editorial Académica Española
is a trademark of
Dodo Books Indian Ocean Ltd., member of the OmniScriptum S.R.L Publishing group
str. A.Russo 15, of. 61, Chisinau-2068, Republic of Moldova Europe
Printed at: see last page
ISBN: 978-620-3-87193-7

Titulo: Adulto Mayor + Ejercicio = Salud.

Autores:

MSc. Dr. Reynier Soria Pérez. [1]

Dra. Joanna de Armas Mestre. [2]

MSc. Dra. Niumila Merencio Leyva.[3]

MSc. Dra. Dunia Justa Días Camellón.[4]

1. Máster en Longevidad Satisfactoria. Especialista de Primer y Segundo Grado en Medicina General Integral. Especialista de Primer Grado en Anestesiología y Reanimación. Profesor Auxiliar. Investigador Agregado. Universidad de Ciencias Médicas. Matanzas. Cuba

2. Especialista de Primer Grado en Medicina General Integral. Especialista de Primer y Segundo Grado en Ortopedia y Traumatología. Profesora Asistente. Investigador Agregado. Universidad de Ciencias Médicas. Matanzas. Cuba.

3. Máster en Longevidad Satisfactoria. Especialista de Primer y Segundo Grado en Medicina General Integral. Profesor Asistente. Universidad Médica Holguín.

4. Máster en Longevidad Satisfactoria. Especialista de Primer Grado en Medicina General Integral. Especialista de Primer Grado en Gerontología y Geriatría. Profesor Asistente. Universidad de Ciencias Médicas. Matanzas. Cuba

.

El notable incremento de personas ancianas invita a reflexionar sobre el desarrollo de las potencialidades del hombre.

Indice

CAPÍTULO 1.

Adulto mayor: la Organización de las Naciones Unidas (ONU) estableció como punto de corte para la edad de inicio de la vejez: 65 años para los países desarrollados y 60 años para los países en desarrollo. La diferencia de edades para el establecimiento del inicio de la vejez se sustentó en las diferentes condiciones y en la esperanza de vida de ambos grupos de países.

1.1 El Envejecimiento.

El humano es un ser complejo en el que se conjugan y complementan elementos biológicos, psicológicos y sociales, los cuales son interdependientes. Por lo tanto, el envejecimiento humano es diferente del envejecimiento celular, del de un órgano o del de un sistema. Asimismo, no se debe limitar el concepto al solo hecho del paso del tiempo, ya que tal como lo señala Leonard Hayflick (1996) "no es el simple paso del tiempo; sino la manifestación de acontecimientos biológicos que ocurren durante un lapso de tiempo, lo que caracteriza el envejecimiento", de ahí que el investigador señale que "el envejecimiento ocurre en el tiempo, pero no por el paso del tiempo".

En este sentido, la mayoría de las células que existen en este momento en el cuerpo no existían hace cinco o diez años, incluso dos días atrás, y esto sucede durante todas las etapas de la vida (niñez, adultez y vejez), por lo que el envejecimiento celular no es la característica distintiva del envejecimiento humano.

En estecontexto se define el envejecimiento humano como un proceso gradual y adaptativo, caracterizado por una disminución relativa de la reserva y de la respuesta biológica ante las exigencias para mantener o recuperar la homeostasis, debido a las modificaciones morfológicas, fisiológicas, bioquímicas, psicológicas y sociales, propiciadas por la carga genética y el desgaste acumulado ante los retos que enfrenta la persona a lo largo de su historia en un ambiente determinado.

La mayoría de los estudios refieren el inicio del envejecimiento a partir de la quinta década de la vida, alrededor de los 45 años de edad, ya que en esa etapa se presentan cambios biológicos, físicos, psicológicos y sociales patentes relativos al envejecimiento en la mayoría de la población.

Por otro lado, la vejez es un concepto relativo a una etapa del ciclo vital humano, cuyo inicio, desarrollo, limitaciones y oportunidades son determinados por los grupos sociales.

Al respecto, cada sociedad establece la edad de inicio de la vejez y esta ha cambiado a lo largo del tiempo; en la actualidad la mayoría de los países asumen los acuerdos de organismos internacionales.

1.2 Antecedentes.

El vocablo vejez se deriva del latín veclus,vetulus, que significa "persona de mucha edad".En la Antigüedad, la vejez se dividió en dosapreciaciones: la primera de ellas totalmentenegativa, representada por Aristóteles, queplanteaba que la senectud es sinónimo dedeterioro y ruina, y Séneca afirmó que la vejez esuna enfermedad incurable. La apreciaciónoptimista de Platón y Cicerón, planteaba queesta traía consigo el dominio de las pasiones ysería respetado en tanto el anciano mantuvierasu autoridad y el respeto sobre los suyos.

La idea de la duración de la vida del hombre ha variado a lo largo deltiempo, según los sabios chinos, el rey Salomón, los antiguos hindúes, yel historiador griego Herótolo, la duración de la vida debía de ser entre70 y 80 años; el poeta griego Mimnermus (siglo VII antes de nuestraera) se lamentaba en sus elegías del carácter transitorio de la vidahumana y decía que la muerte alcanzaba al hombre a los 60 años; Solónuno de los sabios griegos consideraba los 80 años como el momentonatural de la muerte.

El envejecimiento individual no es un fenómeno exclusivo de las sociedades modernas. En Roma Imperial el hombre era viejo a los 20 años y la mitad de la población moría a la edad de 27 años por causa de enfermedades infecciosas; en la Edad Media se consideraban como viejas a las personas de 29 años, y las ideas sobre la duración de la vida eran poco optimistas.

En el siglo XVIII se era viejo a los 30 años, hace 100 años a los 40; sin embargo, hoy en día se es joven a los 50 años de edad y esto se debe a que la expectativa de vida ahora es muy superior (74 - 79 años).

El desarrollo científico técnico que caracterizó al siglo XX, así como las bajas tasas de fecundidad, natalidad y la disminución de las enfermedades trasmisibles traen como consecuencia la elevación de la expectativa de la vida de la población mundial, por tanto, un incremento de las personas mayores de 60 años.

La longevidad máxima que ha alcanzado el hombre en todas las épocas no ha tenido variaciones. Tanto los hombres de la antigüedad como los de la etapa actual, la longevidad máxima promedio oscila entre 110 – 115 años. El hombre, por tanto no es el animal que más vive, como la tortuga de Galápagos (150 años), pero sí supera con creces otras especies como el elefante (60 años), el chimpancé (50 años) o el delfín (25 años).

La longevidad máxima depende de condiciones de especie y no de características del ambiente que se puedan modificar.

En el libro de Guinnes, aparecen reflejados los casos de mayor longevidad demostrada y nunca sobrepasa los 115 años en la mujer y los 120 años en el hombre. No puede considerarse esta diferencia entre hombre y mujer como significativa, ya que corresponde a los sujetos que más han vivido exclusivamente y no a la población tomada en conjunto.

Las comunidades del mundo en la que existen más longevos, presentan una característica común en todas ellas y es el aislamiento relativo del resto de la civilización. Existen, además, algunas características similares en cuanto al tipo de alimentación, donde abundan los productos naturales no elaborados; la actividad física es moderada, pero mantenida a lo largo de la vida y el estilo de enfrentamiento de los sujetos que llegan a centenario contribuye a lograr una estabilidad psíquica y mental.

Lo señalado anteriormente sobre la base de estudios realizados en las comunidades más longevas del mundo y algunas de ellas corroboradas en estudios, permiten de forma general proponer varios factores que influyen en decisivamente en el porcentaje de la longevidad.

1.3 Factores que influyen en la longevidad máxima alcanzada por el hombre:

- Alimentación.
- Actividad física.
- Tóxicos individuales.
- Ambiente natural.
- Ambiente sociocultural.
- Sueño y descanso.
- Herencia.
- Tipos de personalidad.

Alimentación.

Los datos experimentales coinciden en que la reducción entre un 30 – 40% de la calorías en la dieta es un factor que influye decisivamente en el tiempo de vida máximo que alcanza el individuo. A ese efecto abundan en el mundo contemporáneo las dietas de restricción calórica e incluso el día de ayuno y a veces dos que vienen realizando algunos sujetos en la actualidad. La alimentación por otro lado debe contener los nutrientes necesarios: carbohidratos, grasas, proteínas, vitaminas, minerales y oligoelementos.

Se plantea además la no ingestión excesiva de algunos alimentos y la no adquisición en absoluto de algunos de ellos, utilizados en la preservación de alimentos enlatados.

De forma general se puede concluir que una alimentación que favorece la longevidad debe caracterizarse por:

→ Reducción en calorías.

→ Poseer todos los nutrientes necesarios.

→ Estar exenta de tóxicos naturales o artificiales.

Actividad física.

La actividad física, produce un conjunto de cambios en el metabolismo siempre que esta actividad sea mantenida a lo largo del tiempo y que no exceda las posibilidades del individuo. Todos estos cambios que se van produciendo hacen al individuo más resistente, haciendo menos frecuente la enfermedad y, por consiguiente, con toda la probabilidad se produce una prolongación de la vida.

Tóxicos individuales.

Muchas sustancias pueden ser tóxicas para muchos individuos y pocas sustancias resultan tóxicas para todos. Esto pone de relevancia la individualidad bioquímica que se posee, que es similar a las huellas dactilares. Dentro de los tóxicos se encuentran por ejemplo: el café, el alcohol y el tabaco; los que constituyen tóxicos a distintos niveles y a distintas dosis en individuos específicos. Existen, por otro lado, las otras sustancias que son elementos tóxicos en número reducidos de individuos o en determinadas situaciones en un mismo individuo.

Ambiente natural.

La presencia de una atmósfera saludable con abundante árboles, favorece el desarrollo de la vida individual y las personas son menos atacadas por los tóxicos o los microorganismos, así como la cercanía del mar puede ser beneficiosa siempre y cuando se evite la exposición excesiva a los rayos solares.

Ambiente sociocultural.

La sociedad a la que pertenece el hombre influye de forma significativa. En las comunidades longevas convertirse en un adulto mayor constituye un acto honorable, un orgullo para el individuo y un sentimiento de admiración para los restantes.

Sueño y descanso.

Si es necesario mantener una actividad física mantenida, también es necesario un período de reparación y de reajuste de los mecanismos so pena del desgaste. El sueño y el descanso proporcionan esta función necesaria y son a su vez un indicador de cómo marchan las cosas en un individuo.

Herencia.

Hasta cierto punto, la duración vital está programada de antemano por vía genética. Como en todas las especies, la duración vital (esperanza de vida) del sexo femenino es superior a la del masculino, lo que explica una menos oscilación en el plazo mortal del sexo femenino. En la raza humana la mujer tiene una supervivencia de 5 años más que el hombre.

Las características individuales presentan una base hereditaria en la estructura y funcionalidad de los órganos y sistemas, y de los procesos metabólicos a nivel celular, los cuales están expuestos a los efectos nocivos del estrés

Existen por otro lado algunas afecciones hereditarias que aceleran el proceso de envejecimiento y otras predisposiciones a enfermedades como el cáncer o las afecciones cardiovasculares producen un efecto similar y pueden acelerarse por el estrés crónico y mantenido.

Tipos de personalidad.

De los estudios realizados en Abkhasia (RUSIA), surge el concepto de personalidad prolongeva y antilongeva.

Personalidad prolongeva: las actitudes físicas y mentales conducen al establecimiento de hábitos no tóxicos. En sentido general pueden realizar varios proyectos y planes, pero nunca son competitivos entre sí, sino que son comparativos. En cada momento resuelven los problemas que pueden resolver y no se martirizan por lo que deberán afrontar mañana. Miden la eficiencia del trabajo por la calidad y no por la cantidad. Este tipo de personalidad prolongeva tiene su antítesis en la antilongeva, en la que se producen situaciones completamente contrapuestas a la personalidad anterior.

1.4 Tipos de Envejecimiento.

El proceso de envejecimiento humano individual es el resultado de la suma de dos tipos de envejecimiento: **el primario y el secundario.**

Envejecimiento primario.

Es el proceso o grupo de procesos responsables del conjunto de cambios observados con la edad en los individuos de una especie, y no relacionados con la presencia de enfermedad. Su investigación se centra en los mecanismos genéticos, moleculares y celulares que intervienen en el proceso de envejecimiento y que, de expresarse adecuadamente, condicionan lo que se ha denominado "envejecimiento con éxito".

Envejecimiento secundario.

Hace referencia al que se produce en los seres vivos cuando son sometidos a la acción de fenómenos aleatorios y selectivos, que ocurren a lo largo del tiempo de vida y que interaccionan con los mecanismos y cambios propios del envejecimiento primario para producir el "envejecimiento habitual".

Los principales representantes de este envejecimiento secundario son los problemas de salud de carácter crónico y los cambios adaptativos para mantener la homeostasis del medio interno.

Algunas personas asocian la vejez a enfermedad y muerte social y esto engendraen algunos adultos mayores una mayor preocupación por el tratamiento médicoque por los cuidados de su salud y, sin percatarse de ello, se van sometiendo alautoritarismo de la familia y del personal de salud para aferrarse a la vida y alejarla muerte. Otros, en cambio, se dejan arrastrar por el pesimismo, caracterizadopor el desinterés por la alimentación, que los lleva a la desnutrición y ladeshidratación; y el sedentarismo, que los conduce a la inmovilidad hasta llegar ala postración y, al fin, la muerte temida; pero ya deseada.

El envejecimiento, aunque no equivale a enfermedad, suele acompañarse de unincremento de la carga de enfermedades crónicas, las que a su vez contribuyenconsiderablemente a la carga de discapacidad por enfermedad, lo que deteriora suestado funcional y la calidad de vida del adulto mayor, limitando a su vez la independencia para realizar las actividades de la vida cotidiana y su participaciónen la vida familiar y social.

Uno de los principales objetivos de los gobiernos de todo el mundo es establecer políticas y programas para promover el envejecimiento activo, saludable y productivo.

Envejecimiento activo.

El concepto de envejecimiento activo (EA) fue propuesto en 1999 por la Organización Mundial de la Salud (OMS), que lo definió como "el proceso de optimización de las oportunidades de salud, participación y seguridad con el fin de mejorar la calidad de vida a medida que las personas envejecen"; es el éxito de la influencia de diferentes variables constitucionales, estilos de vida y ambientales, que llevan al desarrollo de perfiles de menor riesgo de envejecimiento patológico.

El término activo se refiere a la participación continua de las personas adultas mayores, en forma individual y colectiva, en los aspectos sociales, económicos, culturales, espirituales y cívicos, y no solamente a la capacidad para estar físicamente activo o participar en la mano de obra. En el plano operativo, este concepto se refiere al empoderamiento de las personas adultas mayores en los aspectos biológicos, psicológicos y sociales en los que están inmersos.

Envejecimiento saludable.

El envejecimiento saludable (ES) es uno de los objetivos prioritarios de los programas comunitarios del envejecimiento activo; sin embargo, no existe un consenso sobre lo que este concepto podría comprendero cómo se puede definir o medir.

Al respecto, el ES se utiliza a menudo para describir un estado positivo libre de enfermedad y distinguir entre individuos sanos y enfermos. Esta definición es problemática en las personas de mayor edad, porque muchas de ellas pueden tener una o más enfermedades crónicas bien controladas, lo cual les permite tener una vida independiente y autónoma. Por esta razón, en su Informe Mundial sobre el Envejecimiento y la Salud la OMS define el ES como "el proceso de fomentar y mantener la capacidad funcional que permite el bienestar en la vejez"; considerando no solo los indicadores de salud, sino también los aspectos psicológicos, sociales y económicos que deben ser considerados según un enfoque más amplio, a nivel de comunidad y teniendo en cuenta los aspectos culturales y las diferencias de género.

El modelo de la OMS está basado en 3 pilares fundamentales:participación, salud y seguridad.

Este modelo considera 6 determinantes, cada uno de los cuales incluye diversos aspectos:

1) Determinantes relacionados con los servicios sociales y sanitarios (que incluye la promoción de la salud y prevención de la enfermedad,

servicios curativos, asistencia de larga duración y servicios de salud mental).

2) Determinantes conductuales: tabaquismo, actividad física, alimentación sana, alcohol, medicamentos y cumplimiento terapéutico.

3) Determinantes relacionados con factores personales: factores psicológicos, genéticos y biológicos.

4) Determinantes relacionados con el entorno físico: entornos físicos, seguridad en la vivienda, caídas y ausencia de contaminación.

5) Determinantes relacionados con el entorno social: apoyo social, violencia y abuso, educación y alfabetización.

6) Determinantes económicos: ingresos, protección social y trabajo.

Envejecimiento exitoso.

En 1998, Rowe y Kahndefinieron el envejecimiento exitoso como multidimensional y afirmaron que consta de 3 componentes: una baja probabilidad de enfermar y de presentar discapacidad, un alto funcionamiento cognitivo y físico, y un alto compromiso con la vida.

Estos 3 componentes están vinculados entre sí jerárquicamente. En otras palabras, el envejecimiento exitoso es más que la ausencia de enfermedad y es más que el mantenimiento de la capacidad funcional. Ambos elementos son importantes, pero es su combinación con la participación activa en la vida lo que representa el concepto de envejecimiento exitoso con más detalle.

El envejecimiento es una manifestación presente en todas las etapas de desarrollo de la humanidad y de forma global se puede clasificar en: envejecimiento individual y envejecimiento poblacional.

Envejecimiento individual.

Es el proceso de evolución hasta ahora irreversible que experimenta cada persona en el transcurso de su vida y se ha definido como la serie de modificaciones morfológicas, psicológicas, funcionales, y bioquímicas, que origina el paso del tiempo sobre los seres vivos. Se caracteriza por la pérdida progresiva de la capacidad de reserva del organismo ante los cambios.

El envejecimiento, a nivel del ser humano individual, es considerado como un fenómeno de desgaste orgánico global, espontáneo, en el que coinciden edadcronológica e involución biológica.Pero no se puede olvidar que el hombre,aunque tiene muchas características similares a las de sus congéneres, es en símismo un ser irrepetible, de ahí que todas las personas envejecen en formadistinta, en dependencia no solo de los factores genéticos, sino también de larepercusión que sobre la persona ejercen factores tales como el trabajo, lasemociones, la nutrición y otros.

Envejecimiento Poblacional o Demográfico.

El envejecimiento poblacional es el incremento del número de adultos mayores respecto al conjunto de población al que pertenecen, y este grupo poblacional se ha incrementado paulatinamente.El reto social que esto representa, se debe a las necesidades que genera desde el punto de vista económico, biomédico y social.

No se ha precisado todavía el orden de importancia de las causas del envejecimiento demográfico pero, de cualquier manera, la disminución de la fecundidad es la causa más importante, seguida por el descenso de la mortalidad. Asimismo, tanto las migraciones de la población joven como la elevación de la esperanza de vida, son factores que influyen en el envejecimiento demográfico.

La Transición Demográfica, teoría surgida a la sazón del proceso de modernización generado en los países industrializados desde finales del siglo XVIII, constituye el principal referente teórico para explicar el proceso de envejecimiento por el que transita el mundo actual. Ella expone el paso en el tiempo de altos niveles de fecundidad y mortalidad a bajos o muy bajos de manera sostenida, situación que en un primer momento se dio en los países de referencia y que hoy se ha expandido a todo el planeta.

Adultos mayores han existido en todas las épocas, pero el envejecimiento poblacional es un fenómeno nuevo, poco conocido y que se está viviendo.

Constituye uno de los eventos poblacionales que ha emergido con rapidez e involucra a políticas nacionales e internacionales, a científicos, obreros, instituciones de las más disímiles esferas y a la sociedad en general. Es un tema de múltiples aristas, complejo y de importancia creciente en el todo el mundo.

El envejecimiento de la población puede considerarse un éxito de las políticas de salud pública y el desarrollo socioeconómico, pero también constituye un reto para la sociedad, que debe adaptarse a ello para mejorar al máximo la salud y la capacidad funcional de las personasmayores, así como su participación social y su seguridad.

Es untriunfo de la vida, en el que las personas queviven en mejores condiciones de vida puedenarribar a edades avanzadas, pero a su vezimplica un desafío para diversas esferas de lasociedad como son: los servicios, la producciónmaterial, la seguridad social, entre otros.

El análisis del envejecimiento demográfico discurre, en general, a partir desus efectos negativos: el aumento en laprevalencia de enfermedades crónicas, ladependencia de la persona mayor y suinfluencia sobre la familia y la comunidad, el incremento de la demanda deatención a la salud, entre otros. Estoselementos hacen del proceso un generador de problemas sociales y sanitariosque lo convierten en un desafío acentuado para los países en desarrollo, porque ala falta de recursos y preparación paraencararlo se le adiciona su mayor celeridad, marcada por un saldo migratorio
negativo.

A ello podría añadirseel impacto económico negativo que ocasiona la senescencia sobre la personamayor enferma o discapacitada y su familia, al requerir durante años cuidadosespeciales, medicamentos y otros útilesy servicios que les permitan mitigar losefectos de la dependencia asociados conla vejez.

Pero como ya se haafirmado, al analizar el envejecimientodemográfico también se deben tomar encuenta sus aspectos positivos, ya queprolongar la vida de las personas es unlogro de la humanidad y es también unaoportunidad para el desarrollo socioeconómico.

1.5 Comportamiento del Envejecimiento.
Transición Demográfica.

La transición demográfica, que surgecon la modernización ocurrida en lospaíses industrializados desde finales delsiglo XVIII, es el principal referente teórico para explicar el proceso de envejecimiento por el que transita el mundo.

Estateoría expone el cambio de los niveles defecundidad y mortalidad altos o muy altos a bajos o muy bajos, situación que enun primer momento se dio en los paísesindustrializados y que hoy se ha expandido en mayor o menor medida a todoslos países.

Las proyecciones demográficas indican que la población mundialde 60 o más años aumentará de 841 millones en 2013a más de dos mil millones en 2050(Imágenes 1,2 y 3). Para ese año, el21.1% de la población mundial tendrá 60 años o más,y el 80% de este sector vivirá en países de ingresos bajos y medios, mientras que en la actualidad estos dos tipos de países representan actualmente dos tercios de la población mundial de ancianos. Por otra parte, la OMS ha estimado una esperanza de vida promedio a los 60 años de 20 años para los hombres y 21,5 años para las mujeres.

Se afirma que en el año 1990 la población mundial de 60 años y más se proyectará en unas 900 millones de personas, las que ascenderán en el año 2050 a 2100 millones y en el año 2100 a 32 millones de senescentes.

Imagen 1: Proporción de personas mayores de 65 años en el mundo para el 2050

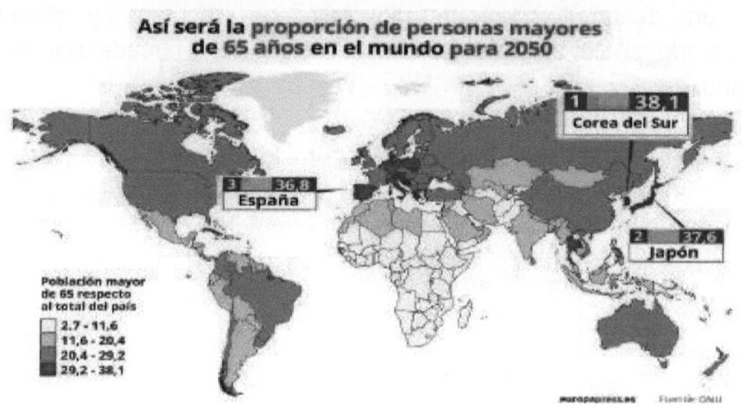

Imagen 2: Porcentaje de la población mayor de 65 años en el mundo para el 2050 en algunos países

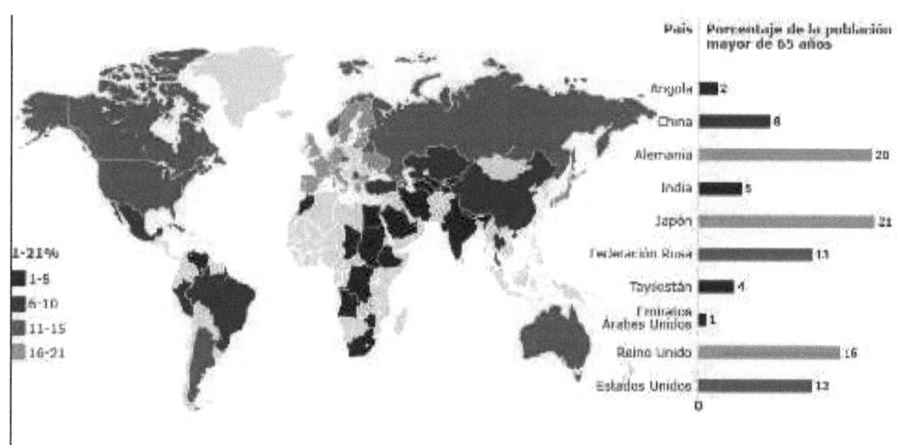

13

El número de personas que en el mundo rebasa la barrera de los 60 años, aumentó en el siglo XX de 400 millones en la década del 50, a 700 millones en la década del90; estimándose que para el año 2025 existirán alrededor de 1200 millones de ancianos. También se ha incrementado el grupo de los "muy viejos", o sea los mayores de 80 años de edad; quienes en los próximos 30 años constituirán el 30 % de los adultos mayores en los países desarrollados y el 12 % en los llamados en vías de desarrollo.

Según la Organización Mundial de la Salud (OMS), laproporción de los habitantes del planeta mayores de 60 años se duplicará, de 11al 22 %.En esta dirección, el informe al 54º Consejo Directivo de la OPS/OMShace hincapié en que los gobiernos deben garantizar políticas que permitan a laspersonas mayores seguir participando en la sociedad y que eviten reforzar lasinequidades que a menudo sustentan la mala salud en la edad avanzada.

El aumento de la longevidad determina que la mayorparte de los países desarrollados y algunos en vías de desarrollo, exhiban una expectativa de vida al nacer superior a los 70 años de edad, mientras se incrementa una tendencia decreciente de la fecundidad, lo cual ha variado de forma notable la pirámide poblacional en el planeta (Imagen 3).

Imagen 3: Pirámide Poblacional del Mundo. 2019

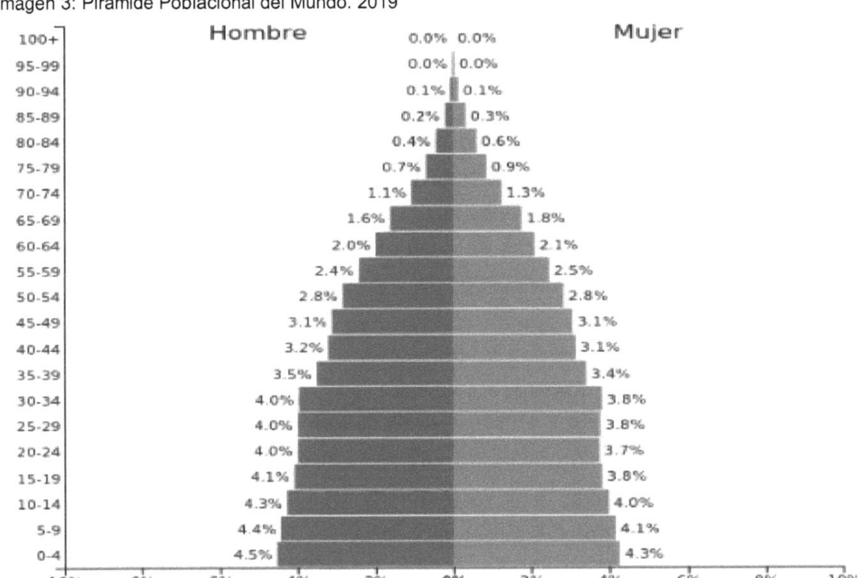

En las Américas, hay más de 150 millones de personas mayores de 60 años, delas cuales el 60 % son mujeres. Para el 2020, se espera que la Región tenga casi eldoble que en el 2006.

Actualmente, el país con la población más envejecida de laregión de las Américas es Canadá. Sin embargo, proyecciones basadas en datosde la División de Población de las Naciones Unidas indican que en menos de unadécada, países como Cuba, Barbados y Martinica superarán a Canadá.

En América Latina y el Caribe, el envejecimiento poblacional iniciado en la década de 1970 se distingue por su mayorceleridad respecto a los países de Europaespecialmente en Cuba, Argentina,Uruguay, Antillas Holandesas, Barbados, Guadalupe, Martinica y Puerto Rico,en ese orden; otros, como Haití, se encuentran en los primeros estadios de este proceso.

Para ilustrar la evolución de la transición demográfica en Cuba y compararlacon la de algunos países desarrollados yde América Latina resultan útiles algunos indicadores de mortalidad y fecundidad, como se ve a continuación.

Tasa General de Fecundidad.

Esteindicador mostró una tendencia descendente entre 1950 y el 2015, con diferencias entre los países. Entre 1950 y1990, en todos los países y regiones analizados se garantizaba el remplazo poblacional (por encima de dos hijos por mujer, en promedio).

Entre 1990 y 1995,los países desarrollados y Cuba ya se encontraban por debajo de la cifra de remplazo; se estima que América Latinaestará en una situación similar en la etapa 2030-2035.

Cuba muestra las cifrasmás bajas de este indicador desde 1990(cuadro 1), lo que evidencia la celeridadcon que se ha reducido la tasa general de fecundidad en el país.

La esperanza de vida al nacer.

En contraste con el indicador anterior, este reveló una tendencia al ascenso entre 1950 yel 2015, con los mejores valores comparativos en Cuba a partir de 1990 (cuadro 1),aunque tuvo variaciones en los países. Se estima que este indicador —querefleja los años que en promedio se espera que vivan los integrantes de una generación— continúe en ascenso en todoslos países y supere los 80 años para losque nazcan en el período 2045-2050. En el 2015, América Latina presentóavances significativos en la esperanza devida, pues en todos los países, excepto enBolivia y Haití, este indicador rebasó los 70 años.

La esperanza de vida a la tercera edad.
Este indicador refleja los años adicionales que en promedio se estima que vivanlas personas que arribaron a los 60 añosen un momento dado. Entre 1950 y 1955era de 15,36 años en América Latina,16,84 en los países desarrollados y 16,04en Cuba (cuadro 1). Entre 1955 y el 2015, hubo un incremento, aunque variable, enlos grupos de países analizados.

Cuadro 1: Evolución histórica y proyecciones de la fecundidad, según indicadores de regiones y países seleccionados. Período 1950-2050.

Indicador y Período	Países desarrollados[a]	América Latina	Cuba
Tasa general de fecundidad			
1950 - 1955	2,83	5,86	4,01
1970 - 1975	2,15	5,02	3,47
1990 - 1995	1,67	3,02	1,65
2010 - 2015	1,68	2,18	1,45
2030 - 2035	1,82	1,90	1,57
2045 - 2050	1,85	1,83	1,66
Esperanza de vida al nacer			
1950 - 1955	64,67	51,37	59,40
1970 - 1975	71,08	61,03	70,98
1990 - 1995	70,09	68,03	74,79
2010 - 2015	77,73	74,70	78,45
2030 - 2035	80,85	79,10	82,44
2045 - 2050	82,82	81,76	84,31
Esperanza de vida a la tercera edad[b]			
1950 - 1955	16,84	15,36	16,04
1970 - 1975	18,15	17,52	19,05
1990 - 1995	20,03	19,36	20,47
2010 - 2015	22,60	21,86	22,58
2030 - 2035	24,61	24,09	25,18
2045 - 2050	25,84	25,60	26,56

a) Los países desarrollados son los que han logrado un alto grado de industrialización, según los principales indicadores: producto interno bruto (PIB) nominal per cápita superior a US $25 000 en el 2005, PIB — según la paridad del poder adquisitivo per cápita — superior a US$25 000 en el 2005 e índice de desarrollo humano superior a 0,900 en el 2004.

b) Años que, en promedio, se espera que vivan las personas que arriban a los 60 años en un período dado.

Como resultado de estos cambios, laproporción de la población de 60 años omás ha aumentado en todos los países yregiones (cuadro 2): en Cuba se incrementó en 10 puntos porcentuales, enAmérica Latina en 4,2 y en los países desarrollados en 10,3.

Cuadro 2: Evolución histórica y proyecciones de la proporción de personas mayores. Años, países y regiones seleccionados, período 1950-2045

	Grupo de Comparación		
Indicador y Período	Países desarrollados[a]	América Latina	Cuba
Porcentaje de población de 60 años o más			
1950	11,5	5,6	7,0
1970	14,6	6,3	9,1
1990	17,7	7,3	12,0
2010	21,8	9,8	17,0
2030	28,7	16,7	29,7
2045	31,4	23,0	36,3
Esperanza de vida al nacer			
1950	2,4	1,0	1,3
1970	3,4	1,2	1,6
1990	5,4	1,7	3,7
2010	7,4	2,7	5,2
2030	10,9	4,9	9,5
2045	13,9	8,2	15,2

En un horizonte temporal hasta el 2030, se vaticina un incremento de 12,7 puntos porcentuales enla proporción de personas mayores enCuba y de 6,9 en los restantes países; estaproporción continuará en ascenso, al menos, hasta el 2050.

Ya en el 2010,Cuba, los países desarrollados y algunoslatinoamericanos tenían más de 15% dela población con 60 años o más, lo que seconsidera un envejecimiento avanzado. Para el 2030 se espera que los restantes países entren en esta categoría.

Los gobiernos de América Latinadeben considerar la rapidez con que esteproceso está ocurriendo, ya que es un desafío que la sociedad y la salud públicadeberán afrontar en los próximos años.

En 1950, la proporción de personas de75 años o más era pequeña (cuadro 2).Sin embargo, se incrementó hasta 5% en los países desarrollados, 3,9% en Cuba y 1,7% en América Latina. Se prevé que hacia el 2045, este grupo de edad seguirá creciendo.

Pirámide Poblacional. Cuba. 2020

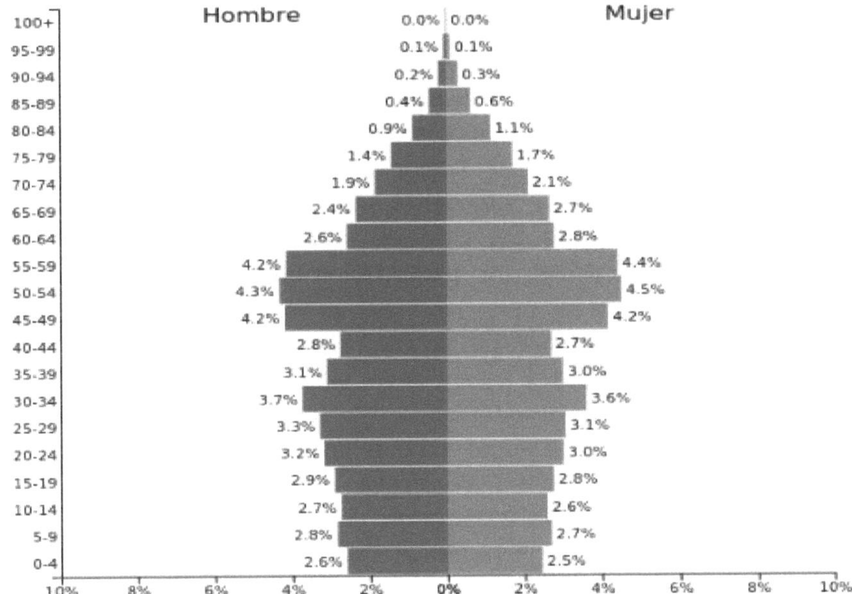

Capitulo 2. Cambios del envejecimiento.

2.1 Cambios en la figura corporal con la edad.

El envejecimiento es un proceso fisiológico que resume la potencialidad genética de un individuo y los factores ambientales que han interactuado dando como resultado la expresión fenotípica; esta relación se estima en 30 y 70% respectivamente. Para entender la vejez saludable o patológica, se debe considerar el aspecto del ciclo de vida de los seres humanos, donde la interacción social, la participación en la vida productiva y el sentido de autonomía de las personas mayores van determinando la vejez activa. La medicina moderna ha debido acompañar en este proceso comprimiendo la morbilidad y extendiendo el umbral demográfico de la dependencia a edades más avanzadas.

Este fenómeno no solo se logra con el advenimiento de tecnologías médicas, programas de salud de amplia cobertura para las patologías crónicas sino también con la proposición de estilos de vida saludables. Basándose en estudios comparativos de corte transversal, se ha establecido que en la mayoría de los sistemas comienza a disminuir la función a partir de los 30 años, pero la pérdida funcional no cobra importancia hasta que traspasa cierto nivel. Por lo tanto, para establecer la capacidad de un adulto mayor para realizar una determinada tarea se debe evaluar su índice de deterioro y el nivel de desempeño necesario. En relación con el proceso de envejecimiento es posible distinguir dos conceptos: la edad cronológica y la edad funcional. La edad cronológica es aquella que tiene un individuo asociada al tiempo transcurrido desde su nacimiento. Es la forma habitual y generalizada de expresión a la hora de referirse al tiempo de vida de las personas y por supuesto, el criterio legal por el que se fijan pasos trascendentales de nuestra existencia, como son la mayoría de edad, el derecho al voto o la jubilación, etc. Por otro lado, la edad funcional expresa la capacidad para mantener los roles personales y la integración social del individuo en la comunidad, para lo cual es necesario conservar niveles adecuados de capacidad física y mental. No es tarea fácil determinar la sincronía del envejecimiento en cuanto a la edad cronológica y la edad funcional, sin embargo, desde el punto de vista práctico la mayor parte de los estudios fijan los 60 o 65 años como el punto de corte para definir a los adultos mayores y es la edad en que en la mayoría de los países los individuos se jubilan. Se utiliza entonces el término adulto mayor para referirse a los individuos que han alcanzado una edad mínima de 60 años. La mayor longevidad es una situación que enfrentan la mayor parte de los países de nuestro continente y está moldeado igual como ocurre en el primer mundo, por factores genéticos y ambientales.

2.2 Teoría del envejecimiento.

Nadie sabe realmente cómo y por qué las personas cambian a medida que envejecen. Algunas teorías afirman que el envejecimiento es causado por lesiones de luz ultravioleta con el tiempo, por el desgaste y deterioro corporal o por subproductos del metabolismo. Otras teorías plantean el envejecimiento como un proceso predeterminado controlado por los genes.

Ningún proceso solo puede explicar todos los cambios del envejecimiento. El envejecimiento es un proceso complejo que varía en la forma como afecta a diferentes personas e incluso a diferentes órganos. La mayoría de los gerontólogos (personas que estudian el envejecimiento) creen que el envejecimiento se debe a la interacción de muchas influencias a lo largo de la vida. Entre estas influencias se encuentran la herencia, el ambiente, la cultura, la alimentación, el ejercicio, la diversión, las enfermedades previas y muchos otros factores.

A diferencia de los cambios de la adolescencia, que son predecibles hasta dentro de unos pocos años, cada persona envejece a una tasa única. Algunos sistemas comienzan a envejecer incluso ya a los 30 años. Mientras que otros procesos de envejecimiento no son comunes hasta mucho después en la vida.

Aunque algunos cambios siempre ocurren con el envejecimiento, se presentan en diferentes tasas y magnitudes. No hay una manera de predecir con exactitud cómo envejecerá usted.

2.3 Cambios asociados al envejecimiento.

Las células conforman los pilares fundamentales de los tejidos. Todas las células experimentan cambios a raíz del envejecimiento. Se hacen más grandes y poco a poco pierden la capacidad de dividirse y multiplicarse. Entre otros cambios, están el incremento en los pigmentos y las sustancias grasas dentro de la célula (lípidos). Muchas células pierden su capacidad funcional o comienzan a funcionar de manera anormal.

A medida que continúa el envejecimiento, los productos de desecho se acumulan en el tejido. En muchos tejidos, se acumula un pigmento graso pardo denominado lipofucsina, como lo hacen otras sustancias grasas.

El tejido conectivo cambia volviéndose más inflexible. Esto hace a los órganos, vasos sanguíneos y vías respiratorias más rígidos. Las membranas celulares cambian, razón por la cual muchos tejidos tienen más dificultad para recibir el oxígeno y los nutrientes, y eliminar el dióxido de carbono y otros desechos.

Muchos tejidos pierden masa. Este proceso se denomina atrofia. Algunos tejidos se vuelven tumorales (nodulares) o más rígidos.

Los órganos también cambian a medida que uno envejece debido a las alteraciones en las células y los tejidos. Los órganos que envejecen pierden su función de manera lenta. La mayoría de las personas no nota esta pérdida inmediatamente, debido a que uno rara vez necesita utilizar los órganos a su máxima capacidad.

Los órganos poseen una capacidad de reserva para funcionar más allá de las necesidades comunes. Por ejemplo, el corazón de una persona de 20 años es capaz de bombear aproximadamente 10 veces la cantidad que realmente se necesita para mantener el cuerpo vivo. Después de los 30 años de edad, se pierde en promedio el 1% de esta reserva cada año.

Los cambios más significativos en la reserva orgánica se dan en el corazón, los pulmones y los riñones. La cantidad de reserva perdida varía entre personas y entre diferentes órganos de la misma persona.

Estos cambios aparecen lentamente y a lo largo de un período de tiempo prolongado. Cuando se somete un órgano a un trabajo más arduo que de costumbre, este puede ser incapaz de incrementar su función. La insuficiencia cardíaca súbita u otros problemas se pueden presentar cuando el cuerpo se somete a trabajar de manera más ardua de lo normal. Los factores que producen una carga de trabajo extra (estresores corporales) comprenden los siguientes:

- Enfermedades
- Medicamentos
- Cambios de vida significativos
- Aumento súbito de las demandas físicas sobre el cuerpo, como un cambio abrupto de actividad o la exposición a una altitud superior.

La pérdida de la reserva también hace más difícil restaurar el balance (equilibrio) corporal. Los fármacos se eliminan del cuerpo por los riñones y el hígado a una velocidad más lenta. Se pueden necesitar dosis más bajas de medicamentos y los efectos secundarios se tornan más comunes. Casi nunca la recuperación de las enfermedades es del 100%, provocando cada vez más discapacidades.

Los efectos secundarios de los medicamentos pueden parecerse a los síntomas de muchas enfermedades, por lo que es fácil confundir una reacción a un medicamento con una enfermedad. Algunos medicamentos tienen efectos secundarios totalmente diferentes en las personas de edad avanzada que en las personas más jóvenes.

2.4 Cambios en órganos, tejidos y células por el envejecimiento.

Todos los órganos vitales comienzan a perder algo de funcionalidad a medida que uno envejece durante la adultez. Los cambios por el envejecimiento ocurren en todas las células, tejidos y órganos del cuerpo y afectan el funcionamiento de todos los sistemas corporales.

El tejido vivo está conformado por células. Existen muchos tipos diferentes de células, pero todas tienen la misma estructura básica. Los tejidos son capas de células similares que cumplen con una función específica. Los diferentes tipos de tejidos se agrupan para formar órganos.

Existen cuatro tipos básicos de tejido:

El tejido conectivo sostiene los otros tejidos y los une. Esto incluye tejido óseo, sanguíneo y linfático, además de los tejidos que brindan soporte y estructura a la piel y a los órganos internos.

El tejido epitelial proporciona cobertura para las capas superficiales y más profundas del cuerpo. La piel y los revestimientos de los conductos dentro del cuerpo, como el sistema gastrointestinal, están hechos de tejido epitelial.

El tejido muscular incluye tres tipos de tejido:

- Músculos estriados, como los que mueven el esqueleto (llamados también músculos voluntarios)
- Músculos lisos (también llamados músculos involuntarios), como los contenidos en el estómago y otros órganos internos
- Miocardio, que conforma la mayor parte de la pared del corazón (también un músculo involuntario)

El tejido nervioso está compuesto de células nerviosas (neuronas) y se utiliza para transportar mensajes hacia y desde diferentes partes del cuerpo. El cerebro, la médula espinal y los nervios periféricos están compuestos de tejido nervioso.

2.5 Envejecimiento primario y secundario.

El envejecimiento primario es el proceso o grupo de procesos responsables del conjunto de cambios observados con la edad en los individuos de una especie y no relacionados con la presencia de enfermedad. Su investigación se centra en los mecanismos genéticos, moleculares y celulares que intervienen en el proceso de envejecimiento y que, de expresarse adecuadamente, condicionan lo que se ha denominado "envejecimiento con éxito" .

El envejecimiento secundario en cambio hace referencia al que se produce en los seres vivos cuando son sometidos a la acción de fenómenos aleatorios y selectivos. Los más relevantes son aquellos relacionados con la enfermedad y su relación con los hábitos de vida, el ejercicio físico, la alimentación, la interacción con elementos sociales, el nivel de stress, etc. Estos elementos se interrelacionan con los mecanismos propios del envejecimiento primario, usual o habitual, es decir no patológico. El envejecimiento activo, considerado exitoso, no es una quimera y refleja en gran parte el ciclo vital de las personas: la protección social, la educación, el acceso a la salud, la participación, son algunos de estos principios que caracterizan a los países más desarrollados. A este aspecto ambiental favorable hay que agregarle las potencialidades psicológicas y la resiliencia de los individuos (capacidad de adaptarse).

El envejecimiento no patológico, se basa en las alteraciones morfológicas y funcionales desde la célula hasta los órganos y sistemas con una menor replicación celular, lo que redunda en un enlentecimiento de las funciones y reducción de la reserva funcional. Esta reducción de la reserva funcional coloca al adulto mayor en condiciones de vulnerabilidad a las enfermedades agudas y a la aparición de enfermedades crónicas debilitantes.

2.6 Cambios del envejecimiento primario.

1. Aparato cardiovascular.

La vida no se entiende sin el consumo de energía y esta energía se basa en la oxidación de manera que a medida que pasan los años el balance endógeno entre moléculas pro-oxidantes sobrepasa a los mecanismos antioxidantes. La enfermedad aterosclerótica, la reducción de la distensibilidad de los vasos sanguíneos, el incremento de la Resistencia Vascular Periférica, etc., representan un claro ejemplo de disfunción endotelial con aumento de los mecanismos pro-oxidativos y déficit de Óxido Nítrico, sustancia vasodilatadora y reguladora del flujo. Estos elementos explican la mayor prevalencia de Hipertensión Sistólica Aislada y aumento de la presión de pulso a estas edades. Las fibras musculares miocárdicas disminuyen y se produce una infiltración de grasa que puede llegar a la llamada "atrofia café". Las arterias pierden su contenido elástico y se altera su capacidad distensible. Las válvulas cardíacas se fibrosan y calcifican pudiendo existir además una restricción variable de los vasos coronarios.

2. El aparato respiratorio.

La capacidad de los pulmones se reduce por un incremento de las resistencias mecánicas del árbol respiratorio. Existe una pérdida del tejido de sostén elástico, una disminución del clearance mucociliar, una reducción del reflejo de la tos, etc. La caja torácica se altera por pérdida de elasticidad de los discos intervertebrales y calcificaciones costales que hacen aumentar el diámetro anteroposterior y el parénquima se altera por sustitución de fibras elásticas por colágeno y se reduce la superficie alveolar.

3. El Sistema génito-urinario.

En la mujer el cese de la función ovárica y de la etapa reproductiva continúa con la menopausia y el climaterio. La falta de estrógenos no solo altera las características de la mucosa vaginal sino también el epitelio vesical, uretral, la musculatura del piso pélvico. Es más frecuente la dispareunia y la incontinencia urinaria de esfuerzo. En el caso del varón, la función gonadal se mantiene en un porcentaje no despreciable en edades avanzadas y en términos de sexualidad genital, la capacidad eréctil se mantiene. La estimulación hormonal continua se relaciona con el crecimiento prostático, siendo habitual la hiperplasia benigna en la mitad de los varones sobre 60 años.

Los riñones disminuyen su peso en alrededor de 15 gr por década después de los 50 años, de tal manera que en el adulto mayor el volumen del riñón ha caído en un 30% respecto al adulto joven. Se verifica una disminución del número de glomérulos y esclerosis de los remanentes funcionales. Este fenómeno también afecta a las arteriolas aferentes y eferentes.

Los cambios funcionales subsecuentes se expresan en una reducción de la velocidad de filtración glomerular y por ende de la aclaramiento de la Creatinina un 10% por año después de los 40 años.

4. La piel y las estructuras anexas.

La piel es menos húmeda y laxa, con menor resistencia al trauma. La termoregulación que depende directamente del manejo autonómico de los capilares subdérmicos, también se ve afectada. Hay que considerar además el mecanismo de la sudoración como regulador térmico, el cual se altera por la reducción del número de glándulas. En consecuencia es más fácil perder o ganar calor llegando a límites peligrosos (hipo o hipertermia). En la epidermis existe una reducción del recambio celular, los melanocitos se reducen hasta un 20% excepto cuando el envejecimiento de la piel se ha afectado por la acción UV (foto-envejecimiento), se reduce la superficie de intercambio dermo-epidérmico con una dermis menos representada y con menor irrigación, la sustancia fundamental presenta reducción de glicosaminoglicanos, colágeno y fibras elásticas. Los folículos disminuyen su densidad y las uñas se fragilizan.

5. La cognición.

Las funciones corticales superiores no se altera con el paso del tiempo, aunque puede ser más lenta, pero con resultados más eficaces dado la experiencia adquirida. El lenguaje, la memoria de corto plazo y aquella consolidada, el cálculo como ejemplo de tarea compleja entre otras funciones superiores, se han visto poco alteradas con los años. Todas las pruebas para ser estandarizadas a los adultos mayores, se ven fuertemente influenciadas por el nivel educacional y por factores sociológicos, ello explica la gran variabilidad en identificar un detrimento fisiológico. Los déficits sensoriales pueden ir en contra de la adecuada percepción y a una menor atención. Existen trabajos que han medido la eficiencia en tareas cognitivas y sensoriales complejas de adultos mayores respecto a jóvenes como por ejemplo lo que sucede con pilotos de aviones. En estos estudios no se ha demostrado correlación por edad en los pilotos de hasta 65 años existiendo siempre un factor protector del buen desempeño que corresponde a la experiencia (horas de vuelo)

7. Inmunosenescencia.

Es notable la importancia de los cambios en la inmunidad innata los que se relacionan con la mayor incidencia de infecciones, de cáncer y patologías autoinmunes. Las variaciones morfológicas del tejido linfoide que ocurren con el envejecimiento, a excepción de la involución tímica que ya inicia en etapas tempranas de la vida, no se ven grandemente afectadas. Sin embargo hay cambios funcionales como menor respuesta de las células estaminales de la médula, una menor proliferación hacia los precursores de linfocitos B en vez de los T. En términos de respuesta T hay menor hipersensibilidad retardada a los test cutáneos y una menor respuesta citotóxica a virus o a trasplante autólogo. En el caso de respuesta B (inmunoglobulinas) se evidencia una mayor presencia de auto-anticuerpos (ej: hasta un 30% positividad del FR) lo que se relaciona con menor tolerancia inmunitaria. Si bien la estrategia más efectiva en salud pública para prevenir enfermedades infecciosas ha sido la vacunación, la respuesta del adulto mayor es menor por lo que se plantean hoy en día estrategias específicas como mayor dosis de vacuna, uso de adyuvantes, refuerzos y diferentes rutas de inmunización.

8. Modificaciones de los compartimientos corporales.

Además de las modificaciones visibles pondo estaturales, de la movilidad y la postura, se agregan cambios al interior de cada uno de los mayores constituyentes del cuerpo, es decir el agua, la grasa y el tejido libre de grasa compuesto a su vez no solo de agua y músculo, sino también de material sólido como el calcio del esqueleto. En ambos sexos después de los 20 años se reduce la estatura en 1 cm por década debido a la reducción de los espacios intervertebrales; el peso puede aumentar alrededor de los 40 a 50 años para luego presentar una reducción después de los 70. El compartimiento magro se reduce alrededor de un 6% por década después de los 25 años lo que genera una pérdida de peso promedio de unos 5 Kg en la mujer y de 15 Kg en el hombre a la edad de 70 años. El compartimiento graso aumenta particularmente a nivel abdominal pero se reduce en los pliegues.

El agua corporal total, componente fundamental del compartimiento magro, se reduce porcentualmente y su distribución se altera privilegiando una menor hidratación de los espacios intracelulares. En el aparato músculo esquelético se produce una pérdida de masa magra como se mencionó anteriormente, a costa de las células musculares, del tejido conectivo y del fluido intersticial. Estos cambios llevan a una disminución de la fuerza contráctil entre un 15-20% después de los 70 años.

9. Cambios en el metabolismo energético.

La capacidad de mantener la actividad física por largos periodos de tiempo, es decir la resistencia, depende de la entrega de oxígeno a los tejidos y de su utilización por el músculo. Esta capacidad se mide con el "consumo máximo de oxígeno" o VO2 max y corresponde al resultado de la interacción de los sistemas cardiovascular, respiratorio, muscular y endocrino. La reducción progresiva del VO2 max en los adultos mayores no entrenados es un factor limitante de la intensidad y la duración del ejercicio.

La funcionalidad puede entonces verse afectada no solamente por las consecuencias de los cambios metabólicos sino también por la aparición de enfermedades crónicas relacionadas. Es conocida la estrecha relación entre grasa subcutánea y alteración de la sensibilidad a la insulina por lo que el adulto mayor se encuentra más proclive a la enfermedad diabética. La consecuente hiperinsulinemia representa hoy en día una vía común para el desarrollo de hipertensión arterial, dislipidemia, hiperuricemia y otras alteraciones.

10. Cambios sensoriales.

La pérdida de la visión para las personas mayores de 75 años en el es debida a cataratas y de un 29.7% en la degeneración macular siendo esta última patología más lesiva por su irreversibilidad a diferencia de la opacidad de la lente que tiene hoy excelente resolución quirúrgica. También se reconoce la presbicia donde la acomodación del cristalino se reduce por pérdida de elasticidad y menor poder del músculo ciliar. En el caso de la audición también se habla de presbiacusia al referirse a dicha alteración sensorial, la que tiene un patrón audiométrico característico (aumento del umbral receptivo al menos de 40 decibeles, fenómeno bilateral y simétrico, comprometiendo inicialmente a las frecuencias altas, 8Khz).

El adulto mayor tiene dificultad en escuchar la voz hablada y frecuentemente se aísla socialmente y se deprime por esta circunstancia. El aparato vestibular comparte componentes del laberinto membranoso y óseo con el sistema auditivo y se encarga de entregar información sensorial relacionada con la posición en el espacio, el equilibrio estático y dinámico, control ocular, etc.

La integración central del equilibrio se ve también afectada por la menor propiocepción periférica y por el déficit visual predisponiéndolos una mayor tendencia a caer.

Cambios en la figura corporal con la edad.

La forma de su cuerpo cambia de manera natural con la edad. Uno no puede evitar algunos de estos cambios, pero sus elecciones de estilo de vida pueden frenar o acelerar el proceso.

El cuerpo humano está compuesto de grasa, tejido magro (músculos y órganos), huesos y agua. Después de los 30 años de edad, las personas tienden a perder tejido magro. Los músculos, el hígado, los riñones y otros órganos pueden perder algunas de sus células. Este proceso de pérdida de masa muscular se denomina atrofia. Los huesos pueden perder algunos de sus minerales y se vuelven menos densos (una afección llamada osteopenia en etapas tempranas y osteoporosis en etapas tardías). La pérdida de tejido reduce la cantidad de agua en su cuerpo.

La cantidad de grasa corporal aumenta de manera constante después de los 30 años. Las personas mayores pueden tener casi un tercio más de grasa, comparado con la que tenían cuando eran más jóvenes. El tejido graso se acumula hacia el centro del cuerpo, incluso alrededor de los órganos internos. Sin embargo, la capa de grasa por debajo de la piel se vuelve más pequeña.

La tendencia a bajar de estatura se produce en todas las razas y en ambos sexos. La pérdida de estatura está relacionada con los cambios por el envejecimiento en los huesos, los músculos y las articulaciones. Las personas suelen perder alrededor de media pulgada (casi 1 centímetro) cada 10años después de los 40 años. La pérdida de estatura es aún más rápida después de los 70 años. Usted puede perder un total de 1 a 3 pulgadas (2.5 a 7.5 centímetros) de estatura a medida que envejece. Usted puede ayudar a prevenir la pérdida de estatura consumiendo una dieta saludable, manteniéndose físicamente activo, al igual que previniendo y tratando la pérdida ósea.

El hecho de tener menos músculo en las piernas y articulaciones rígidas puede llevar a que el desplazamiento sea más difícil. El exceso de grasa corporal y los cambios en la forma del cuerpo pueden afectar el equilibrio. Estos cambios corporales pueden hacer que las caídas sean más probables.

Los cambios en el peso total del cuerpo varían para hombres y mujeres. Los hombres suelen aumentar de peso hasta más o menos los 55 años, y luego comienzan a bajar de peso posteriormente en la vida .Esto puede estar relacionado con una disminución de la hormona sexual masculina testosterona. Las mujeres suelen aumentar de peso hasta los 65 años y luego comienzan a bajar. La pérdida de peso en la edad adulta se produce en parte porque la grasa reemplaza el tejido muscular magro y la grasa pesa menos que el músculo. Los hábitos alimentarios y de actividad física pueden desempeñar un papel importante en los cambios de peso de una persona a lo largo de su vida.

Sus elecciones del estilo de vida afectan la rapidez con la cual tiene lugar el proceso de envejecimiento. Algunas cosas que usted puede hacer para reducir los cambios en el cuerpo relacionados con la edad son:

- Hacer ejercicio con regularidad.
- Consumir una dieta saludable que incluya frutas y verduras, granos enteros y la cantidad correcta de grasas sanas.
- Reducir el consumo de alcohol.
- Evitar los productos del tabaco y las drogas ilícitas.

Cambios en huesos, músculos y articulaciones por el envejecimiento.

Los cambios en la postura y en la marcha (patrón de caminar) son comunes con la edad. Los cambios en la piel y el cabello también son comunes.

El esqueleto proporciona apoyo y estructura al cuerpo. Las articulaciones son las zonas en donde se unen los huesos. Estas proporcionan la flexibilidad al esqueleto para el movimiento. En una articulación, los huesos no tienen contacto directo entre sí. En lugar de eso, están amortiguados por cartílagos, membrana sinovial alrededor de la articulación y líquido.

Los músculos proporcionan la fuerza y la resistencia para mover el cuerpo. La coordinación, aunque dirigida por el cerebro, resulta afectada por cambios en los músculos y en las articulaciones. Los cambios en músculos, articulaciones y huesos afectan la postura y la marcha y llevan a debilidad y lentitud en los movimientos.

La gente pierde masa o densidad ósea conforme envejece, especialmente las mujeres después de la menopausia. Los huesos pierden calcio y otros minerales.

La columna está conformada por huesos llamados vértebras. Entre cada hueso se encuentran unos cojines de aspecto gelatinoso (discos). Con el envejecimiento, el tronco se vuelve más corto a medida que los discos pierden líquido en forma gradual y se hacen más delgados.

Las vértebras también pierden parte de su contenido mineral, haciendo que cada hueso sea más delgado. La columna vertebral se vuelve curva y comprimida (apretada). También se pueden formar espolones óseos en las vértebras, provocados por el proceso de envejecimiento y el uso general de la columna vertebral.

Los arcos del pie se vuelven menos pronunciados, lo que contribuye a una pérdida ligera de estatura.

Los huesos largos de los brazos y las piernas son más frágiles debido a la pérdida mineral pero no cambian de longitud. Esto hace que los brazos y las piernas se vean más largos al compararlos con el tronco acortado.

Las articulaciones se vuelven más rígidas y menos flexibles. El líquido dentro de estas puede disminuir. El cartílago puede empezar a friccionarse y a desgastarse. Los minerales se pueden depositar en algunas articulaciones y a su alrededor (calcificación). Esto es común alrededor del hombro.

Las articulaciones de la cadera y de la rodilla pueden comenzar a perder cartílago (cambios degenerativos). Las articulaciones de los dedos pierden cartílago y los huesos se adelgazan ligeramente. Los cambios en las articulaciones de los dedos, más a menudo una hinchazón ósea llamada osteofitos, son más comunes en las mujeres. Estos cambios pueden ser heredados.

La masa corporal magra disminuye. Esta disminución se debe en parte a la pérdida del tejido muscular (atrofia). La velocidad y la cantidad de los cambios musculares parecen ser provocados por los genes. Los cambios musculares empiezan, con frecuencia, a los 20 años en los hombres y a los 40 en las mujeres.

La lipofuscina (un pigmento relacionado con la edad) y la grasa se depositan en el tejido muscular. Las fibras musculares se encogen. El tejido muscular es reemplazado más lentamente. El tejido muscular perdido puede ser reemplazado por tejido fibroso duro. Esto es más notorio en las manos, que pueden lucir delgadas y huesudas.

Los músculos están menos tonificados y son menos capaces de contraerse debido a cambios normales en el tejido muscular y a los cambios en el sistema nervioso por el envejecimiento. Los músculos se pueden volver rígidos con la edad y pueden perder tono, incluso con ejercicio regular.

Efecto de los cambios.

Los huesos se vuelven más frágiles y se pueden romper con más facilidad. Se presenta disminución de la estatura general, principalmente debido a que el tronco y la columna se acortan.

El deterioro de las articulaciones puede llevar a inflamación, dolor, rigidez y deformidades. Los cambios articulares afectan casi a todas las personas mayores. Estos cambios van desde una rigidez leve a una artritis grave.

La postura se puede volver más encorvada (inclinada). Las rodillas y las caderas se pueden flexionarlas. El cuello se puede inclinar, los hombros se pueden volver más estrechos, mientras que la pelvis se vuelve más ancha.

El movimiento es lento y puede volverse limitado. El patrón de la marcha (andar) se vuelve más lento y más corto. La marcha se puede volver inestable y hay poco movimiento de brazos. Las personas mayores se cansan más fácilmente y tienen menos energía.

La fuerza y la resistencia cambian. La pérdida de masa muscular reduce la fuerza.

Cambios en el sistema nervioso con la edad.

El cerebro y el sistema nervioso son el control central del cuerpo. Controlan los siguientes aspectos del cuerpo:

- Movimientos
- Sentidos
- Pensamientos y recuerdos

También ayudan a controlar los órganos como el corazón y los intestinos.

Los nervios son los caminos que llevan señales desde y hacia el cerebro y el resto de su cuerpo. La médula espinal es el manojo de nervios que va desde el cerebro bajando por el centro de la espalda. Los nervios se extienden desde la médula espinal a cada parte del cuerpo.

Cambios con la edad y sus efectos en el sistema nervioso.

A medida que usted envejece, el cerebro y el sistema nervioso pasan por cambios naturales. El cerebro y la médula espinal pierden peso y neuronas (atrofia). Las neuronas pueden comenzar a transmitir mensajes más lentamente que en el pasado. Los productos de desecho u otros productos químicos como beta amiloide se pueden acumular en el tejido cerebral, a medida que las neuronas se descomponen. Esto puede causar que se formen cambios anormales en el cerebro llamados placas y ovillos neurofibrilares. Un pigmento graso de color marrón (lipofuscina) también se puede acumular en el tejido nervioso.

La descomposición de los nervios puede afectar los sentidos. Se podría presentar reducción o pérdida de los reflejos o la sensibilidad. Esto lleva a problemas con el movimiento y la seguridad.

La reducción en el pensamiento, la memoria y la capacidad cognitiva es una parte normal del envejecimiento. Estos cambios no son iguales en todas las personas. Algunas presentan muchos cambios en los nervios y en el tejido cerebral. Otras tienen pocos cambios. Estos cambios no siempre están relacionados con efectos en su capacidad para pensar.

La demencia y la pérdida importante de la memoria no son una parte normal del envejecimiento. Pueden ser causadas por enfermedades cerebrales, como el mal de Alzheimer, el cual los médicos piensan que está asociado con placas y ovillos neurofibrilares que se forman en el cerebro.

El delirio es una confusión repentina que lleva a cambios en el comportamiento y el pensamiento. Con frecuencia, se debe a enfermedades que no tienen relación con el cerebro. Una infección puede provocar que una persona mayor resulte gravemente confundida. Ciertos medicamentos también pueden causar esto.

Los problemas de pensamiento y comportamiento también pueden ser causados por una diabetes mal controlada. La elevación y disminución de los niveles de azúcar en la sangre puede interferir con el pensamiento.

Hable con su proveedor de atención médica sobre cualquier cambio en:

- La memoria
- El pensamiento
- La capacidad para realizar una tarea

Busque ayuda médica de inmediato si estos síntomas ocurren de manera súbita o junto con otros síntomas. Un cambio en la capacidad cognitiva, la memoria o el comportamiento es importante si difiere de los patrones normales o si afecta su estilo de vida.

Capitulo 3. Actividad física y adulto mayor.

3.1 Actividad física y calidad de vida.

Se conoce como actividad física a todo movimiento realizado por el ser humano que implique un deslizamiento de un segmento corporal, lo cual genera un gasto energético, como cualquier actividad del diario vivir, cualquier pasatiempo, ejercicio y deporte. El ejercicio en cambio es considerado como una actividad física planificada en las que se pueden mejorar cualidades físicas como la velocidad, la fuerza y la potencia. Esto incluye ejercicios aeróbicos y anaeróbicos, por otro lado, el deporte es toda actividad física en grupo o en solitario para la competición con estrictos parámetros a seguir.

La calidad de vida de las personas mayores que hacen ejercicio físico es mucho mayor debido a que este constituye factor principal para el mantenimiento y cuidado de la salud en el Adulto Mayor y un componente fundamental de un estilo de vida saludable para reducir la morbimortalidad.

Sobre el ejercicio físico y la práctica de deporte en el adulto mayor como forma de promover el mantenimiento de la funcionabilidad, que como definió la OMS desde 1959, en: "Aspecto de la salud pública en los ancianos y en la población", la mejor forma de medir la salud en los ancianos es en término de función

La Actividad Física, definida como todo movimiento corporal producido por los músculos esqueléticos con gasto de energía; en tanto, el Ejercicio Físico es la actividad física realizada de forma planificada, ordenada, repetida y deliberada. Por el contrario se denomina Sedentarismo a la no realización de actividad física o su práctica con una frecuencia menor de 3 veces a la semana y/o menos de 20 minutos cada vez.

Es un hecho conocido que tanto la vida sedentaria como la falta de actividad física son factores determinantes en la aparición de ciertas patologías (hipertensión, osteoporosis, hipercolesterolemia, debilidad muscular, depresión, cáncer de colon, diabetes) o de agravamiento de las mismas una vez presentes, fundamentalmente en la población adulta mayor. Cada vez resulta más evidente que una parte importante del deterioro físico se debe a las complejas interacciones establecidas entre los determinantes genéticos del envejecimiento, enfermedades a menudo subclínicas y al desuso.

Hasta hace poco, la mayoría de los estudios sobre el ejercicio se centralizaban en adultos jóvenes, sin embargo, en la actualidad contamos con datos convincentes que demuestran que el entrenamiento físico continuado en atletas ancianos mantiene unos niveles adecuados de masa corporal magra, densidad ósea y potencia muscular, entre otros indicadores de buena forma física, además de ayudar a controlar algunos factores de riesgo cardiovascular como la hiperglicemia o la hipercolesterolemia; incluso en personas que superan los 90 años, responden al entrenamiento con un aumento del volumen de sus músculos y de la fuerza, a la vez que incrementan su masa ósea. Además se ha demostrado que los individuos que realizan ejercicios tienen menos necesidad de tomar medicamentos y con ello el riesgo de dependencia, fomentando un envejecimiento saludable. El ejercicio físico en los adultos es eficaz para prevenir ciertos tipos de cáncer, incrementar la densidad mineral ósea, reducir el riesgo de caídas, mejorar la función cognitiva y combatir el aislamiento social y la depresión; asimismo tienen un 50% menos de probabilidades de fallecer por muerte prematura que aquellos que son sedentarios, generándose una reducción en los costes de hospitalización. El entrenamiento físico adecuado a la edad, sexo y capacidad físico-fisiológica, puede inducir una marcada mejoría de las funciones esenciales retrasando el deterioro físico y la dependencia unos 10 o 15 años. El ejercicio físico en los adultos mayores es la mejor forma de combatir los cambios en músculos y huesos a causa de la edad.

3.2 Recomendaciones a tener presente para realizar los ejercicios físicos.

El ejercicio físico debe adaptarse a las condiciones y estado de salud de cada adulto mayor, centrándose en entrenar aspectos como la fuerza, la resistencia, la flexibilidad y el equilibrio, condiciones que le ayuden a tener una buena calidad de vida, evitar accidentes y consecuencias mayores relacionadas con enfermedades, tener interacción social y mantener las funciones mentales.

Por lo anterior, los programas de ejercicio deben ser progresivos, de bajo impacto, y a intensidades entre bajas a moderadas, pero, sobre todo, respetando la individualidad como principio fundamental del ejercicio físico.

Desarrollar ejercicios de coordinación, lateralidad, equilibrio, con desplazamiento, permiten no sólo mejorar la parte física, sino también mantener la función mental activa.

Si mantener una vida activa es ventajoso a cualquier edad, el ejercicio físico en los adultos mayores es más que recomendable para mejorar su calidad de vida y llevar un envejecimiento saludable.

3.3 Ventajas del ejercicio físico en los adultos mayores.

Las personas mayores que realizan un programa de entrenamiento verán mejorar su calidad de vida en numerosos sentidos. Estos son los más importantes:

Reducción de la incidencia de enfermedades cardiovasculares.

Mejor equilibrio metabólico.

Menor incidencia de obesidad, sobrepeso y diabetes tipo II.

Reducción de pérdida mineral ósea.

Menor riesgo de sufrir fracturas.

Mayor fortalecimiento muscular, lo que mejora la funcionalidad física de la persona.

Menor riesgo de caídas, gracias al fortalecimiento de los músculos y la mejora de la agilidad y el equilibrio.

Refuerzo del sistema inmune.

Menor incidencia de algunos tipos de cáncer, como el de mama, colon o páncreas.

Reducción de los dolores musculoesqueléticos propios del envejecimiento.

Protección frente la osteoartritis.

Mejora de la función cognitiva.

Protección frente al riesgo de demencia o alzhéimer.

Mayor autonomía, lo que mejora la autoestima.

Menor incidencia de depresión y ansiedad.

Mayor integración social, al evitar el aislamiento de la persona mayor.

3.4 Recomendaciones para la práctica del ejercicio físico en los adultos mayores.

Es necesario antes de comenzar la actividad tener una revisión médica previa al inicio del programa de ejercicio físico.

Si se tiene alguna patología o se ha sufrido algún accidente cardiovascular se debe tener el visto bueno del médico antes de iniciar con el ejercicio. Que además debe ser orientado según las características individuales.

Contar siempre con la asesoría y acompañamiento de un profesional.

Siempre se debe seguir una alimentación balanceada y acorde con las necesidades energéticas de la persona.

Revisar muy bien el sitio y los elementos donde se realiza ejercicio físico, evitando así algún accidente.

Siempre hidratarse antes, durante y después de la práctica del ejercicio físico.

En la medida de lo posible, contar con algún acompañante cerca mientras se realiza ejercicio físico.

Si se tiene o se ha tenido gripa recientemente, no se debe realizar ejercicio físico.

3.5 Respuesta al ejercicio en los adultos mayores.

El mejor indicador para realizar ejercicio físico de un individuo es la capacidad aeróbica que se define como la capacidad del cuerpo de producir energía mediante la utilización de oxígeno. Normalmente se valora como la capacidad aeróbica máxima (VO2max) y se mide en mililitros de oxígeno consumidos por kilogramo de peso y por minuto   (ml/kg/min)   o como equivalentes metabólicos (METS) (1 MET = consumo de oxígeno en reposo aproximadamente 3.5 ml/Kg/min). Respecto a la variación del VO2max con la edad, existe cierta controversia en la literatura pues estudios transversales sugieren un claro descenso del volumen máximo de oxígeno a lo largo de los años en hombres y mujeres y según estos trabajos entre los 60 y 80 años se llega a perder hasta un 50% de la capacidad aeróbica. Sin embargo los datos derivados de estudios longitudinales son más difíciles de interpretar por varios motivos, a saber, diferencias en el estado físico de los sujetos al inicio del estudio, modificaciones en el nivel de actividad durante el seguimiento, variaciones en la composición corporal y enfermedades intercurrentes. Con independencia de las mismas se ha demostrado que el ejercicio puede reducir la disminución del VO2max hasta en un 50% (0.5% versus 1% por año) dependiendo del tipo y duración del programa, la mejoría en el VO2max varía entre un 10 y un 30% con respuesta similar para ambos sexos.

Un aspecto importante en el metabolismo del músculo envejecido ante el ejercicio físico, lo constituye el comportamiento de la proteína transportadora de la glucosa: (GLUT-4); pues el ejercicio aeróbico produce elevaciones del GLUT-4 hasta de 1 a 6 veces, acompañándose de un aumento de la sensibilidad a la insulina por parte de todos los tejidos del cuerpo.

Las modificaciones tanto morfológicas como funcionales que en el sistema cardiovascular se producen con el envejecimiento pueden influir en el descenso del VO2max, pues se conoce que existe una incapacidad creciente y paralela a la edad para alcanzar frecuencias cardíacas máximas muy elevadas durante el ejercicio, probablemente por una disminución en la respuesta adrenérgica, lo cual se traduce en el hecho de que la taquicardia va perdiendo eficacia como mecanismo encargado de elevar el volumen minuto durante el ejercicio. Por ello los ancianos sanos mantienen un volumen minuto adecuado a expensas de aumentar el volumen de eyección por latido, lo que se consigue aumentando el volumen diastólico final del ventrículo izquierdo mediante la utilización del mecanismo de Frank- Starling. Además, con la edad, también tienen lugar cambios en la composición corporal que incluyen principalmente un aumento del compartimiento graso y un descenso de la masa magra por lo que es posible que parte del descenso del VO2max se deba al descenso en la masa muscular que puede extraer y por lo tanto consumir oxígeno.

Como Tabú se cree que realizar deporte es algo que no corresponde a las personas mayores de 60 años, lo que responde a una imagen prejuiciada de la vejez; así como que las actividades deportivas pueden poner en peligro la salud del anciano. Es frecuente que se subestime la capacidad física de un adulto mayor sin evaluarse de forma objetiva. Igual que el envejecimiento, lo que Simone de Beauvoir denominó "coeficiente de adversidad de las cosas", que aumenta con los años vividos, ocurre de forma individual; las pérdidas de habilidades, fuerza y facultades que ocurren a nivel corporal con el decursar del tiempo, no es igual en personas de la misma edad ni aunque sean gemelos homocigóticos. Es falso que en la realización de una actividad física vigorosa en los adultos mayores, el riesgo que supone para los mismos pese más que el beneficio. Al contrario, la actividad física repercute tanto en la esfera biomédica, psicológica, social como funcional, no existiendo una edad en que las personas dejen de responder al estímulo del entrenamiento pues los adultos mayores demuestran aumentos porcentuales en sus niveles de forma física similares a los jóvenes de 20 a 30 años.

El ejercicio físico practicado regularmente en la tercera edad contribuye a:
• Mejorar la capacidad para el autocuidado
• Favorecer la integración del esquema corporal
• Propiciar bienestar general
• Conserva más ágiles y atentos todos los sentidos
• Facilita las relaciones intergeneracionales
• Aumenta los contactos sociales y la participación social.
• Inducir cambios positivos en el estilo de vida de los adultos mayores
• Incrementar la calidad del sueño
• Disminuir la ansiedad, el insomnio y la depresión
• Reforzar la actividad intelectual, gracias a la buena oxigenación cerebral
• Contribuir en gran manera al equilibrio psicoafectivo
• Previene caídas
• Incrementa la capacidad aeróbica, la fuerza muscular y la flexibilidad

• Disminuir el riesgo de enfermedad cardiovascular
• Hacer más efectiva la contracción cardíaca
• Frenar la atrofia muscular
• Favorecer la movilidad articular
• Evitar la descalcificación ósea
• Aumentar la eliminación de colesterol, disminuyendo el riesgo de arterioesclerosis e hipertensión
• Reducir el riesgo de formación de coágulos en los vasos y por tanto de trombosis y embolias.
• Aumentar la capacidad respiratoria y la oxigenación de la sangre
• Evitar la obesidad
• Mejorar la capacidad funcional de aquellos individuos que presentan un déficit en la realización de las AVD.
• Incrementar la longevidad.

A pesar de los beneficios descritos con el ejercicio, éste no se puede indicar ni recomendar a todos los adultos mayores y la mayor parte de la morbilidad o mortalidad relacionadas con el ejercicio se asocia con una Cardiopatía Isquémica preexistente. La capacidad para un trabajo anaeróbico tiene su máximo a los 20 años y a los 25 años la capacidad humana para realizar esfuerzos máximos disminuye un 1 % anual; por lo cual las personas mayores de 55 años no deben realizar ejercicios físicos que requieran llegar a la fase anaeróbica, como los de velocidad y fuerza, y sí los que requieren destreza, coordinación y resistencia.

La valoración de la condición física constituye un paso necesario en el proceso de prescripción de ejercicio físico en los adultos mayores, por razones de seguridad, de eficiencia y de control individual de los resultados. Los más importantes a evaluar son la resistencia cardiorrespiratoria, la composición corporal, la fuerza y la resistencia muscular, la flexibilidad, el equilibrio y la coordinación. Antes de la prescripción de actividad física a un paciente se aconseja lo siguiente:

La actividad física y el adulto mayor

El comportamiento sedentario aumenta con la edad y es un importante factor de riesgo para trastornos que incluyen enfermedades del corazón, obesidad y diabetes. En los países desarrollados, el 15 % de la población tiene al menos 65 años de edad y en Australia, la proporción se espera que alcance el 25 % en 2051. El resultado de una mayor prevalencia de los trastornos asociados con la inactividad hace de la iniciación y el mantenimiento de la actividad física en los adultos mayores una prioridad.

La participación periódica en actividades físicas moderadas puede retrasar el declive funcional y reducir el riesgo de padecer enfermedades crónicas tanto en los ancianos sanos como en aquellos que las sufren. Un estilo de vida activo mejora la salud mental y suele favorecer los contactos sociales. El hecho de mantenerse activo puede ayudar a las personas mayores a conservar la mayor independencia posible durante un mayor período, además de reducir el riesgo de caídas. Por lo tanto, existen ventajas económicas en el hecho de que las personas mayores permanezcan activas físicamente, entre ellas, la reducción considerable en los gastos médicos. No obstante, una gran proporción de personas mayores lleva una vida sedentaria en la mayoría de los países.

3.6 Limitación funcional vs. Actividad física.

Los cambios morfológicos que se presentan al envejecer, tienen gran variabilidad con respecto a la edad de comienzo, las estructuras comprometidas, el sexo del individuo y su estilo de vida. La discapacidad se define como el equilibrio negativo entre las capacidades de una persona y los requisitos de su entorno, se suele medir con cuestionarios personales sobre la dificultad que uno encuentra para llevar a cabo varias actividades, como andar, ir a comprar, cocinar y cuidarse.

Como se planteó anteriormente, el envejecimiento se asocia con alteraciones en la composición corporal, incluye una reducción de la masa corporal magra y un aumento de la de masa corporal grasa. La disminución de la masa corporal magra debida al envejecimiento, se produce principalmente como consecuencia de la pérdida de la masa muscular del esqueleto. La pérdida de la masa muscular relacionada con la edad se llama sarcopenia.

La sarcopenia reduce la tasa metabólica basal y la fuerza muscular, que puede conducir a limitaciones funcionales y puede resultar en un menor nivel de actividad física. Esta reducción en la tasa metabólica, así como un reducido nivel de actividad física, conduce a la disminución de la energía en las personas mayores. Si la reducción de requerimiento de energía no se corresponde con el valor energético, lleva al aumento de peso.

La obesidad abdominal en los ancianos se asocia con enfermedades cardiovasculares, la diabetes mellitus tipo 2 y el cáncer. Por otro parte, si se reduce la actividad física y se empareja con una ingesta reducida de alimentos, la incorporación de micronutrientes al organismo puede llegar a ser insuficiente y pondrá en peligro su estado nutricional.

Por lo tanto, el ejercicio suficiente y moderado es crucial en la población de edad avanzada porque, en primer lugar, puede ayudar a prevenir que los adultos mayores se conviertan en frágiles mediante la mejora de la masa muscular, la fuerza muscular y, la densidad ósea, el fortalecimiento del tejido conectivo y el aumento de la flexibilidad, por consiguiente, mejora la capacidad de hombres y mujeres mayores.; en segundo lugar, puede prevenir el sobrepeso y la obesidad.

Además de su efecto sobre la composición corporal, la actividad física regular, también ha sido reconocida como una estrategia importante para prevenir muchas enfermedades crónicas como la diabetes mellitus tipo 2, enfermedades coronarias y cardiacas y la osteoporosis, entre otras. Existe también mejora del auto concepto, la autoestima y la imagen corporal, a la vez que se asocia con la disminución del estrés, la ansiedad, el insomnio, el consumo de medicamentos y una mejora de las funciones cognitivas y de socialización.

Al igual que los beneficios fisiológicos de la actividad física en el organismo, las evidencias científicas muestran que existen menos alteraciones en las funciones cognitivas de los individuos que realizan actividad física regular.

Estos hechos sugieren que el proceso cognitivo es más rápido y más eficiente en individuos físicamente activos por mecanismos directos: mejora de la circulación cerebral y en la síntesis y degradación de neurotransmisores, y en los mecanismos indirectos como: disminución de la presión arterial, disminución en el plasma de las concentraciones de lipoproteínas de baja densidad (LDL), disminución de las concentraciones de triglicéridos, e inhibición de la agregación plaquetaria, así como el retraso de la limitación física y funcional en los casos que los adultos mayores lleguen a presentar alteraciones cognitivas.

3.7 Evaluación del adulto mayor antes de iniciar el programa de ejercicio: HISTORIA.

Se debe interrogar sobre programas de ejercicios previos v Programas de ejercicios actuales: - frecuencia, duración, intensidad.

Antecedentes patológicos personales (A.P.P):

Cardiopatía isquémica (C.I), Hipertensión arterial (H.T.A), Diabetes Mellitus(D.M), Enfermedad pulmonar obstructiva crónica(EPOC) , trastornos musculoesqueléticos y los medicamentos que toma.

Síntomas: sobre todo dolor torácico, palpitaciones, claudicación intermitente, dificultad respiratoria y trastornos articulares.

Factores de riesgo cardiovasculares por inadecuado estilo de vida: tabaco, estrés, obesidad.

EXAMEN FÍSICO

Altura, peso e índice de masa corporal (IMC)

Pulso en reposo (se utiliza para calcular la frecuencia cardíaca deseada)

Exploración cardiovascular (prueba de esfuerzo; Tensión Arterial).

Exploración pulmonar) y Exploración del sistema osteomioarticular (SOMA)(fuerza y rango de movimientos).

Exploración neurológica (órganos sensoriales, motricidad, equilibrio)

Fórmula para calcular la Frecuencia cardíaca (FC) deseada:

F.C en reposo: ______ latidos por minuto (latidos por minutos)

Paso 1: estimar la F.C máxima [210-(0.65 x edad)]

Paso 2: calcular el intervalo de F.C (F.C máx. – F.C en reposo)

Paso 3: multiplicar el intervalo de F.C x 0.4 (para el 40% del intervalo de frecuencia cardíaca pues el valor varía según la intensidad deseada)

Paso 4: añadir el valor calculado en el paso 3 a la F.C en reposo

Paso 5: el intervalo deseado de F.C es: _____

El Colegio Americano de Medicina Deportiva recomienda una prueba de esfuerzo antes de realizar ejercicio vigoroso (intensidad del ejercicio > 60% de la captación de O2 máximo) para los hombres mayores de 40 años y las mujeres mayores de 50 años y para todos los pacientes ancianos de alto riesgo con o sin sintomatología cardiovascular.

Otra indicación de la prueba de esfuerzo en los ancianos aparentemente sanos es determinar la capacidad funcional y generar una prescripción de ejercicio.

Evaluar qué medicación toman los ancianos es muy importante, pues éstas tienen efectos farmacológicos que pueden obligar a modificar la prescripción de ejercicio. Entre estos fármacos se incluyen antihistamínicos, anticolinérgicos, antipsicóticos, betabloqueadores, diuréticos, insulina e hipoglicemiantes orales. Ejemplo: los diuréticos predisponen a la hipocalcemia y a las arritmias, pudiendo incluso provocar un síncope cardiaco cuando se realiza ejercicios físicos.

Otro ejemplo son los betabloqueadores, que pueden reducir la tolerancia al ejercicio al ser alterados los mecanismos de control de las constantes del pulso y la tensión arterial cuando se requiere ajustarla a un rendimiento determinado.

Es importante tener en cuenta la nutrición; vale recordar que los requerimientos calóricos son aproximadamente para un hombre de 60 a 69 años de 2400 calorías y más de 70 años de 2000 calorías. Para la mujer de 60 a 69 años de 1750 calorías y más de 70 años de 1500 calorías.

A veces es necesario evaluar los niveles en sangre de ácido láctico, que nos dará el umbral anaeróbico, al que no se debe llegar en los adultos mayores, ni en el entrenamiento ni en la práctica del deporte.

Las contraindicaciones relativas al ejercicio agudo son las personas con: enfermedad cardiovascular severa, EPOC severa, Diabetes Mellitus no controlada o trastornos convulsivos y los que tienen limitaciones motoras extremas debidas a artrosis severa necesitan atención más especializada.

No se debe indicar práctica de deporte en el adulto mayor con: Hipertensión pulmonar, Hipotensión ortostática, Reducción del rendimiento cardiaco de cualquier etiología, Miocarditis aguda, Enfermedad valvular severa (incluye estenosis aórtica, pulmonar y mitral), Trombosis venosa profunda y embolismo pulmonar reciente, Disminución de la capacidad de concentración, coordinación y el sentido del equilibrio, Arritmias ventriculares, Arritmias auriculares con compromiso de la función cardiaca, insuficiencia cardiaca descompensada, H.T.A no controlada (ejemplo: 200/105 mmHg).

3.8 Prescripción de un programa de entrenamiento.

Una prescripción del ejercicio incluye información sobre los tres componentes de cada sesión de ejercicios: el calentamiento, el ejercicio o entrenamiento y el enfriamiento; y se diseña para adaptarse al estado, necesidades de salud y problemas médicos de un paciente en concreto y debe contener 4 componentes:

• Tipo de actividad aeróbica
• Frecuencia de la actividad
• Duración de la actividad
• Intensidad de la actividad.

Un programa equilibrado debe incluir actividades encaminadas a conseguir cada uno de los 3 objetivos de una buena coordinación física: aumentar la flexibilidad, incrementar la fuerza y elevar la resistencia cardiovascular. Las tres son importantes, siendo necesarios diferentes tipos de actividades para desarrollar cada una de ellas, lo cual podría denominarse especificidad de entrenamiento.

El programa prescrito para mantener una buena forma física en los adultos mayores sanos es el siguiente:

I.   Ejercicios de flexibilidad: de 10 a 20 minutos de estiramiento diario, antes o después de los ejercicios destinados a desarrollar fuerza y los de resistencia cardiovascular, solo los ejercicios de estiramiento aumentan la flexibilidad y los típicos deben tener impacto sobre los grupos musculares de la pata de ganso, cuádriceps, pelvis, parte baja de la espalda y cintura escapular, siendo importantes tres puntos: colocación correcta del cuerpo, la intensidad y la progresión.

II. Ejercicios de fuerza: se realizarán 3 o 4 veces a la semana. Se necesitan aproximadamente de 20 a 30 minutos por sesión. Es importante recordar que la fuerza es crítica para mantener un estado de movilidad e independencia, además parece evitar las lesiones de músculos y articulaciones y más aún, los métodos de entrenamiento para aumentar la resistencia pueden tener impacto sobre la resistencia de los huesos hecho significativo para las personas con riesgo de osteoporosis. La forma más segura de realizar ejercicios que desarrollen la resistencia es utilizar pesas de manos ligeras (de 0.5 a 3 Kg) y repetir el ejercicio muchas veces pues este método minimiza el gasto del equipo y el riesgo de lesión.

III. Ejercicios de resistencia cardiovascular: de 5 a 7 veces por semana durante al menos 60 minutos y de intensidad moderada como caminar. La primera consideración al prescribir este tipo de ejercicio a los pacientes ancianos es seleccionar una actividad que genere una respuesta de entrenamiento y por tanto el ejercicio tiene que utilizar grupos musculares grandes, incorporar contracciones musculares repetitivas y elevar la frecuencia cardíaca en reposo.

Antes de comenzar la práctica de ejercicio físico se recomienda:

Se pregunte a los adultos mayores qué tipo de ejercicio hacen y en qué cantidad.

No les deje el ejercicio como una opción, sino que indíqueles cómo realizarlo diariamente.

Intente realizar de manera gradual cambios en el estilo de vida.

Andar es apropiado para el 80% de los ancianos sanos con el beneficio adicional de mejorar el rendimiento de una importante actividad de la vida diaria (es importante señalar que el ejercicio de andar tiene que realizarse más intensamente que el paso normal de la marcha).

Las actividades pueden acumularse durante el curso del día de modo que tres series de ejercicio que duren de 8 a 10 minutos cada una pueden ser tan efectivas como una sesión de 30 minutos, por ejemplo: los pacientes pueden acumular 30 minutos de ejercicio con una caminata en un centro comercial, realizar tareas del hogar o de jardinería y ejercicios diarios programados.

Ayudar a incorporar ejercicios a sus actividades diarias puede ser mucho más sencillo de lograr y mantener, que tratar de iniciarlos en un programa de ejercicios.

Para ancianos sedentarios, comenzar con caminatas cortas de 10 minutos todos los días durante la primera semana, luego aumentar a media hora o más, incrementando el tiempo 5 minutos por semana. q En lo que respecta a la frecuencia y duración, la prescripción inicial de rutina es recomendar la actividad seleccionada 3 veces por semana por 20 minutos. Hay que decir a los pacientes que no pueden estar realizando ejercicio continuamente durante 20 minutos. Que al principio tomen un descanso cuando necesiten, pero parando el cronómetro durante el tiempo de descanso para conseguir los 20 minutos totales del ejercicio.

Para el anciano que comienza 20 minutos tres veces por semanas la cantidad total de ejercicio se va incrementando cada dos semanas, aumentando la frecuencia o la duración.

Se debe advertir a los adultos mayores que fijen por adelantado las fechas en las que está programado, aumentando ya sea la duración o la frecuencia de su entrenamiento, pues esto lo ayudará a mantenerse dentro del programa para alcanzar así el nivel de mantenimiento físico necesario.

Con relación a la intensidad se ha sugerido que la misma debe estar en un rango de 60 a 80% dentro del intervalo de frecuencia cardíaca como umbral mínimo. Un trabajo reciente ha indicado que para los sedentarios, una captación de O_2 (VO_2 max) del 40% puede ser de suficiente intensidad como para mejorar significativamente la condición física aeróbica. Además de una sensación general de esfuerzo, su frecuencia y profundidad de la respiración deben aumentar de forma notable aunque no hasta el punto de que respirar sea dificultoso. Una buena regla general sería que sean capaces de hablar con el compañero de ejercicio.

Se tiene que instruir al anciano que pare el ejercicio si aparece alguno de estos síntomas de exceso de ejercicio:

• Dolor torácico
• Dificultad para respirar
• Dolor significativo de músculos o articulaciones
• Dolor en el cuello o la mandíbula
• Palpitaciones
• Sensación de desmayo o mareo
• Náuseas o vómitos
• Fatiga excesiva.

Los que desean monitorizar la intensidad tienen que hacer ejercicio al menos durante 5 minutos antes de medir la frecuencia cardíaca y se ha demostrado que los periodos de calentamiento y de enfriamiento ayudan a reducir la incidencia de trastornos del ritmo cardíaco durante el ejercicio cardiovascular.

Aconseje a los adultos mayores que comiencen sus ejercicios lentamente y aumenten gradualmente su frecuencia cardíaca durante un periodo de alrededor de 5 minutos y del mismo modo es aconsejable un enlentecimiento gradual al final del periodo de ejercicio.

Los periodos de calentamiento y enfriamiento no se cuentan como parte del tiempo de ejercicio. Es decir, si la prescripción inicial es de 20 minutos, añada 5 minutos de calentamiento y 5 minutos de enfriamiento, lo que hace un total de 30 minutos.

Lo mejor para los ancianos es una actividad que se disfrute y tolere bien.

Ajuste las actividades recomendadas al horario diario y al estilo de vida del paciente.

Considere posibles limitaciones: falta de transporte para acudir a las sesiones de entrenamiento o no tener un compañero de ejercicio.

Entre los deportes más recomendados para las personas mayores de 60 años están la natación, pues se practica en descarga y por tanto disminuye el esfuerzo a nivel articular de las extremidades inferiores; la resistencia del agua es constante, no brusca, y se puede variar según se coloquen las manos o los pies. No se recomienda en los ancianos con osteoporosis, tampoco debe realizarse con cifras de tensión arterial elevada y debe tenerse cuidado con los resbalones cuando se sale de la piscina.

El ciclismo es una actividad aeróbica, reduce el efecto de la gravedad sobre las articulaciones, debiendo tener cuidado con las caídas.

El golf, la marcha en llano, la pesca, el tiro con arco, los bolos, son otros de los deportes recomendados para los ancianos. Busquemos el ejercicio alternativo que más nos agrade, así mantendremos el hecho real de vivir, que es actividad y movimiento; para lo que la edad no es ningún impedimento.

Está demostrado que el ejercicio físico y el deporte, imprimen al que lo practica un aspecto más saludable y estético; permiten conservar mayor fuerza vital y física; ayudan a mantener y recuperar el equilibrio físico y psíquico; endentecen la involución propia del envejecimiento del músculo esquelético, facilitan la actividad articular, previenen la osteoporosis y las fracturas óseas. También favorecen la protección cardiovascular previniendo la arteriosclerosis, la función endocrina, fundamentalmente de la suprarrenal (resistencia y adaptación al estrés), el equilibrio neurovegetativo y la actividad psicointelectual.

Lo anterior hace reflexionar sobre las palabras de Juan Antonio Sanaran cuando, en Lausanne 1994, como Presidente del Comité Olímpico Internacional alegó: "que el ejercicio y el deporte se utilizan para fines tan importantes, como la mejoría de la salud psico-física de los seres humanos, así como el de colaborar a conservar la mejor calidad de vida posible, incluso en edades muy avanzadas.

Capitulo 4. Consejos para el Geronte.

4.1 Generalidades.

Algunos sistemas de salud del mundo prestan especial atención a la calidad de vida de las personas mayores de 65 años de edad. Existen varias modalidades en la atención al adulto mayor con servicios de atención diurno como la casa de abuelos e instituciones que prestan servicios permanentes como los hogares de ancianos. Ambas tienen establecidos programas encargados de mantener la actividad física del adulto mayor de una manera especializada. También existen círculos comunitarios de abuelos donde se cumplen estos objetivos bajo la observancia de personal especializado.

Para los que no pueden acceder a estos servicios se dejan algunos consejos para el adulto mayor y su práctica sistemática de ejercicios.

- Si no practica de forma sistemática ejercicios comience, no lo deje para mañana, inicie un nivel bajo de esfuerzo y progrese lentamente. Empezar despacio le ayudará a adaptar su cuerpo al entrenamiento. Puede comenzar con pequeñas caminatas o con natación. Después va agregando a su rutina otras modalidades, siempre en consulta con un especialista para que pueda lograr los beneficios esperados.

- No importa qué edad se tenga, es importante mantenerse activo a través de toda la vida, puede encontrar actividades que concuerden con su nivel de acondicionamiento físico y con sus necesidades.

- La meta es lograr hacer 30 minutos de actividad de resistencia casi todos o todos los días de la semana. Primero lo recomendado es días alternos para lograr la adaptación, luego con el transcurso del tiempo incrementar a todos los días de la semana, dejando uno para el descanso.

- Se debe lograr una rutina de ejercicios al menos por 6 meses, así su cuerpo estará adaptado a la actividad logrando convertirla en algo normal de la vida cotidiana y necesario para el cuerpo.

- Los ejercicios básicos que debe hacer son: de resistencia, equilibrio, flexibilidad y fortalecimiento. Esta combinación y variedad ayuda a reducir la monotonía y el riesgo de una lesión.

- En la modalidad de fortalecimiento solo emplee grupos musculares principales 3 veces a la semana, evitando trabajar el mismo músculo dos días continuos.

- La rutina de ejercicios debe estar constituida por actividades que sean del disfrute y confort de la persona que va a efectuarla. Algo importante para el aprovechamiento del tiempo es incorporarlas en el horario de vida, también es productivo realizarlas acompañado de otra persona o en grupo.

- No necesita equipos especializados. A su alcance está lo básico: un par de zapatos cómodos con suelas no resbalosas a para camina, una vara de de 1 metro de largo, unos pomos de 500 ml reciclados con arena, un balón de cualquier deporte. Con esto ya puedes hacer una rutina.

- Para lograr incorporar los ejercicios y la actividad física a su horario de vida, intente hacerlos en la mañana, antes de empezar sus obligaciones diarias, o combine la actividad física con algo que forma parte de su cotidianeidad como llevar una mascota a pasear. Lo otro que puede aconsejarse es establecer 30 minutos dentro de día para su entren amiento, en tres repeticiones cada 10 minutos.

- Muchas investigaciones médicas demuestran que para el adulto mayor mantener una actividad física planificada y constante pueden mantener y hasta mejorar su estado de salud, definiendo como alud al completo bienestar biológico, psicológico y social. Con estos se previene enfermedades respiratorias, cardíacas, la diabetes y la osteoporosis, entre otras.

- Una vez que usted comienza el entrenamiento o la práctica sistemática de ejercicios, empezará a ver los resultados en pocas semanas. Es posible que se sienta más fuerte y con más energía. Notará que puede hacer las cosas más fácilmente o más rápidamente. A medida que se va poniendo en mejor forma, es posible que tenga que aumentar el nivel de esfuerzo de las actividades que hace para lograr resultados adicionales.

-Los problemas médicos no son impedimentos para la realización de entrenamientos, de hecho muchas investigaciones médicas afirman que son beneficiosos cuando se hacen con regularidad y siempre que este dosificado correctamente.

-La falta de actividad física aumenta el riesgo de padecer enfermedades cardiovasculares, respiratorias, digestivas y hasta neurológicas. También pueden ocurrir afectaciones en otros sistemas del organismo, incrementar la necesidad de visitas al médico y de polifarmacia.

- No deje que el desanimo lo visite si por algún daño a la salud no puede hacer ejercicios por período de tiempo. Hable con su médico para recibir la orientación del momento ideal en que su cuerpo puede volver a ejercitarse.

.- Existen varias actividades de la vida cotidiana que puede incluirse dentro de la ejercitación; como lo son trabajar la jardinería, caminar, ejercicios aeróbicos por teleclases y la natación. El éxito está en la constancia y perseverancia.

4.2 Consejos preventivos

Si el ejercicio lo está realizando sin el asesoramiento de un personal especializado en la materia revise estas recomendaciones para asegurarse de que está haciendo ejercicio de la manera adecuada:

•	Comience de forma pausada, especialmente si no ha estado activo por mucho tiempo y vaya aumentando poco a poco las actividades y el esfuerzo que ejerce al hacerlas.

•	No aguante la respiración durante los ejercicios de fortalecimiento. Esto podría ocasionar cambios en la presión arterial. Al principio le puede parecer incómodo, pero lo correcto es inhalar mientras levanta algo y exhalar a medida que se relaja.

•	Use equipo preventivo. Por ejemplo, use un casco para montar bicicleta o zapatos adecuados para caminar o trotar.

•	A menos que su médico se lo haya limitado, asegúrese de tomar suficiente líquidos cuando esté haciendo ejercicio. Muchos adultos mayores no sienten sed, incluso si el organismo necesita los líquidos.

•	Inclínese siempre hacia delante desde la cadera y no con la cintura. Evite doblar la espalda; si su espalda se mantiene recta, es porque probablemente se está inclinando de la manera correcta.

•	Caliente los músculos antes de hacer ejercicios de estiramiento. Trate primero de caminar y hacer ejercicio con pesas livianas en las manos.

El ejercicio no debe doler ni dejarlo muy cansado. Es posible que sienta un poco de molestia, incomodidad o fatiga, pero no deberá sentir dolor. Sin embargo, estar activo probablemente lo haga sentir mejor.

4.3 Propuesta final.

Para obtener el mayor provecho de la actividad física, trate de hacer los cuatro tipos de ejercicios ya recomendados:

1) Resistencia: Durante varios días de la semana, asegúrese de realizar por lo menos 30 minutos de una actividad que le ayude a acelerar la respiración. No es necesario mantenerse activo los 30 minutos seguidos; 10 minutos de cada actividad es efectivo. Esto se conoce como actividad de resistencia porque fortalece su energía.

2) Fortalecimiento: Si durante el ejercicio puede hablar sin ningún problema, eso quiere decir que no se está esforzando lo suficiente. Pero si por el contrario, del todo no puede hablar, eso es señal de que ya se está esforzando demasiado.

Los ejercicios de fortalecimiento desarrollan músculos. Con músculos fuertes, podrá levantarse solo de la silla, alzar a sus nietos y caminar por el parque.

Mantener los músculos en forma ayuda a prevenir caídas uno de los principales Síndromes Geriátricos. Cuando los músculos de las piernas y de las caderas están fuertes, hay menos probabilidades de que ocurra.

3) Equilibrio: Realice ejercicios que le ayuden con el equilibrio. Intente pararse en un pie y luego en el otro. Si es posible, no se agarre de nada. Levántese de la silla sin apoyarse en las manos ni los brazos. De vez en cuando camine en línea recta con un pie adelante del otro, con los dedos del pie que va atrás tocando el talón del pie que va adelante.

4) Flexibilidad. Los ejercicios de estiramiento le pueden ayudar con su flexibilidad. Moverse con más facilidad le facilitará hacer cosas como agacharse para amarrarse los zapatos o mirar por encima del hombro cuando está retrocediendo su auto. Haga los ejercicios de estiramiento cuando haya calentado los músculos y no se estire hasta el punto de sentir dolor.

Mente sana es cuerpo sano, comience a realizar ejercicios, o incite a los adultos mayores al mismo. Obtenga información sobre las instalaciones y programas en su localidad de los centros para adultos mayores. El ejercicio físico es Salud.

Bibliografías.

1. Baster Moro JC. Glosario de términos y definiciones. Gerontología y Geriatría. Ecimed. Editorial Ciencias Médicas. La Habana. 2010.

2. Alvarez Sintes R. Medicina General Integral. Editorial Ciencias Médicas.Tomo 2. Capítulo 55. Edición 2014.

3. Herrera A, Guzmán A. Reflexiones Sobre calidad DE vida, Dignidad Y envejecimiento. REV. MED. CLIN. CONDES [Internet]. 2012. [*citado 18 feb 2020*]; 23(1): 65-76. Disponible en: http://scielo.isciii.es/scielo.php

4. Llanes Betancourt, Caridad. Parte I. Adulto mayor sano en la comunidad. Capítulo 6. Factores más probables de la longevidad. En: Llanes Betancourt, Caridad.Geriatría. Temas para enfermería^ies. La Habana, ECIMED, 2017. Disponible en: https://bvs.sld.cu/libros/geriatria_temas_enfermeria/cap_6.pdf

5. Ginarte Paúl M, Santiesteban Molina R. Importancia del ejercicio físico en la salud del adulto mayor. *Revista Cubana de Salud Pública [Internet]. 2009 [citado 18 feb 2020]; 35(4). Disponible en:* http://www.bvs.sld.cu/revistas/spu/vol35%5F4%5F09/spu10409.htm

6. Bayarre Vea HD, Álvarez Lauzarique ME, Pérez Piñero JS, Almenares Rodríguez K, Rodríguez Cabrera A, Pría Barros MC, et al. Enfoques, evolución y afrontamiento del envejecimiento demográfio en Cuba. Rev Panam Salud Publica. [Internet].2018[Citado 23 de Abril 2021];42:e21.Disponible en: https://www.scielosp.org/article/rpsp/2018.v42/e21/

7. Mendoza-Núñez VM, Vivaldo-Martínez M, de la Luz Martínez-Maldonado M. Modelo comunitario de envejecimiento saludable enmarcado en la resiliencia y la generatividad. Revista Medica del IMSS [Internet]. 2018 Jan 2 [cited 2020 Jun 5];56:S110–9. Available from: http://search.ebscohost.com/login.aspx?direct=true&db=lth&AN=129547070&lang=es&site=ehost-live

8. Curcio C-L, Giraldo A-F, Gómez F. Fenotipo de envejecimiento saludable en personas mayores de la ciudad de Manizales: Envejecimiento saludable. Revista Biomedica [Internet]. 2020 Jan [cited 2020 Jun 5];20(1):2–34. Available from: http://search.ebscohost.com/login.aspx?direct=true&db=lth&AN=138501949&lang=es&site=ehost-live

9. Santos Castro AP, Brandt Will G, Ribeiro Castro M, Falcão Ximenes C, Simões Cordeiro M. Viviendo en comunidad, envejeciendo de forma saludable. Enfermería Global [Internet]. 2020 Jan [cited 2020 Jun 5];19(1):302–16. Available from:

http://search.ebscohost.com/login.aspx?direct=true&db=lth&AN=141875
646&lang=es&site=ehost-live

10. Mansfaroll Rodríguez M, Ramos Duharte D, Robinson Jay F, Realín Hernández N, Betancourt Gainza G. Manejo integral del envejecimiento poblacional desde la especialidad de Geriatría. Revista Información Científica [Internet]. 2018 Mar [cited 2020 Jun 5];97(2):324–33. Available from: http://search.ebscohost.com/login.aspx?direct=true&db=lth&AN=128512
361&lang=es&site=ehost-live

11. Donatella Rita Petretto a,* , Roberto Pili b , Luca Gaviano a , Cristina Matos López a y Carlo Zuddas. Envejecimiento activo y de éxito o saludable: una breve historia de modelos conceptuales. Rev Esp Geriatr Gerontol.[Internet].   2016;51(4):229–241.   Disponible   en: https://www.clinicalkey.es/#!/content/journal/1-s2.0-
S0211139X1500205X

12. García Quiñones R. Cuba: envejecimiento, dinámica familiar y cuidados. Novedades en Población [Internet].2019 [Citado 23 de Abril 2021]; pp. 129-140.Disponible en: http://scielo.sld.cu/pdf/rnp/v15n29/1817-4078-
rnp-15-29-129.pdf

13. Álvarez Escobar M del C. Envejecimiento poblacional en Cuba: ¿estamos preparados para ello?.Rev Med Electrón. [Internet]. 2017 Feb [citado 2021 Abr 23]; 39(1): 123-125. Disponible en: http://scielo.sld.cu/scielo.php?script=sci_arttext&pid=S1684-
18242017000100015&lng=es

14. Benítez Pérez M. Envejecimiento poblacional: actualidad y futuro. Medisur [Internet]. 2017 Feb [citado 2021 Abr 23] ; 15(1): 8-11. Disponible en:
 http://scielo.sld.cu/scielo.php?script=sci_arttext&pid=S1727-
897X2017000100003&lng=es

15. Albizu-Campos Espiñeira, Juan Carlos. Cuba. Envejecimiento y bono demográficos. Retos al desarrollo. Rev Nov Pob, 2019 Dic; 15(30). ISSN 1817-4078

16. Cantillo Bustillo J, Rodríguez Pérez Y, Martínez Cantillo YM, Padilla Martinez F. Evaluación funcional del adulto mayor. Rev Ciencias

Médicas [Internet]. 2019 [citado: 9 feb 2021]; 23(6):976-983. Disponible en: http://revcmpinar.sld.cu/index.php/publicaciones/article/view/3950

17. Zavala G Mercedes , Vidal G Daisy , Castro S Manuel , Quiroga Pilar , Klasen P Gonzalo . Funcionamiento social del adulto mayor. Cienc. enferm. [Internet]. 2006 Dic [citado 2021 Feb 09] ; 12(2): 53-62. Disponible en: https://scielo.conicyt.cl/scielo.php?script=sci_arttext&pid=S0717-95532006000200007&lng=es. http://dx.doi.org/10.4067/S0717-95532006000200007.

18. Llanes Betancourt C. Carácter humano y ético de la atención integral al adulto mayor en Cuba Rev Cubana Enfermería 2007; 23 (3).8-11.

19. Godoy del Llano A, Casanova Moreno M de la C, Álvarez Lauzarique ME, Oliva González Y, Rodríguez Hernández N. Evaluación del subprograma de atención comunitaria al adulto mayor en el municipio Pinar del Río. Rev Ciencias Médicas [Internet]. 2018 [citado: fecha de acceso]; 22(4): 653-664. Disponible en: www.revcmpinar.sld.cu/index.php/publicaciones/article/view/3544

20. Miranda RMÁ. Perspectiva de envejecimiento en Cuba. AMC. 2016;20(3):228-230.

21. Hernández Ugalde Felipe, Álvarez Escobar María del Carmen, Martínez Leyva Grecia, Junco Sánchez Víctor Luís, Valdés Gasmury Ivette, Hidalgo Ruiz Maricela. Polifarmacia en el anciano. Retos y soluciones. Rev.Med.Electrón. [Internet]. 2018 Dic [citado 2021 Feb 09] ; 40(6): 2053-2070. Disponible en: http://scielo.sld.cu/scielo.php?script=sci_arttext&pid=S1684-18242018000602053&lng=es.

22. Escalante Candeaux Leidys, Medina Álvarez Manuel, Pila Hernández Hermenegildo José, Gómez Valdés Annia. El adulto mayor practicante sistemático: pruebas para evaluar su condición física. RevPodium

[Internet]. 2019 Dic [citado 2021 Feb 09] ; 14(3): 372-391. Disponible en: http://scieloprueba.sld.cu/scielo.php?script=sci_arttext&pid=S1996-24522019000300372&lng=es. Epub 05-Sep-2019.

23. Piña Moreno Yuraimy, Cordero Otero Carmen Delia, Rodríguez Lemus Osniel, Izquierdo Izquierdo Alexis, Vega Pérez Andys Regino. Evaluación del subprograma de Atención Comunitaria al Adulto Mayor en Mantua. Rev Ciencias Médicas [Internet]. 2019 Ago [citado 2021 Feb 09] ; 23(4): 501-512. Disponible en: http://scieloprueba.sld.cu/scielo.php?script=sci_arttext&pid=S1561-31942019000400501&lng=es. Epub 05-Oct-2019.

24. Ortega Márquez, Yolaida. . Influencia de la Casa de Abuelos sobre el adulto mayor. MEDISAN [Internet]. 2010 Nov [citado 2021 Feb 09] ; 14(8): 2065-2068. Disponible en: http://scieloprueba.sld.cu/scielo.php?script=sci_arttext&pid=S1029-30192010000800018&lng=es.

25. Hernández Aguillar Byron, Chávez Cevallos Enrique, de la Concepción Torres Marín Juan, Torres Ramírez Amarilys, Fleitas Díaz Isabel María. Evaluación de un programa de actividad físico-recreativa para el bienestar físico-mental del adulto mayor. Rev Cubana InvestBioméd [Internet]. 2017 Dic [citado 2021 Feb 09] ; 36(4): 1-16. Disponible en: http://scielo.sld.cu/scielo.php?script=sci_arttext&pid=S0864-03002017000400007&lng=es.

26. Cabezas M, Álvarez J, Guallichico P, Chávez J, Romero E. Entrenamiento funcional y recreación en el adulto mayor: influencia en las capacidades y habilidades físicas. Revista cubana de investigaciones biomédicas. 2017; 36(4)

27. Vaca MR, Gómez RV, Cosme FD, Mena FM, Yandún SV, Realpe ZE, et al. Estudio comparativo de las capacidades físicas del adulto mayor:

rango etario vs actividad física. Revista Cubana de Investigaciones Biomédicas. 2017;36(1):0-0.

28. Cantillo Bustillo Jacqueline, Rodríguez Pérez Yanet, Martínez Cantillo Yessica Marìa, Padilla Martinez Felix. Evaluación funcional del adulto mayor en la comunidad. Rev Ciencias Médicas [Internet]. 2019 Dic [citado 2021 Feb 09] ;   23(6): 876-883. Disponible en: http://scieloprueba.sld.cu/scielo.php?script=sci_arttext&pid=S1561-31942019000600876&lng=es. Epub 01-Dic-2019.

29. Roca Moyano RE. Actividad Física y Salud en el adulto mayor de 6 países latinoamericanos: review. Revista de Ciencias de la Actividad Física UCM. 2016; 1(17): p. 77-86.

30. Toledo Sánchez Marisol, Concha Chávez Evelia, Ruíz Campos Verónica Benigna. Programa de actividad física para La mejora de la fuerza de brazos en adultos mayores. Conrado, 2020 Feb; 16(72). ISSN 1990-8644

31. Quintero Ramírez Orisel. Cuidemos al cuidador, reto y realidad del envejecimiento demográfico en Cuba. Rev Ciencias Médicas [Internet]. 2020 Abr [citado 2021 Feb 09] ;   24(2): 166-167. Disponible en: http://scieloprueba.sld.cu/scielo.php?script=sci_arttext&pid=S1561-31942020000200166&lng=es. Epub 01-Mar-2020.

32. Ozols R., M., &Corrales Araya, M. (2017). Actividad física, ejercicio físico y adulto mayor. Revista Nuevo Humanismo, 4(1). https://doi.org/10.15359/rnh.4-1.6.

33. Martín Aranda Roberto. Actividad física y calidad de vida en el adulto mayor. Una revisión narrativa. Revhabanciencméd [Internet]. 2018 Oct [citado 2021 Feb 09] ;   17(5): 813-825. Disponible en: http://scielo.sld.cu/scielo.php?script=sci_arttext&pid=S1729-519X2018000500813&lng=es.

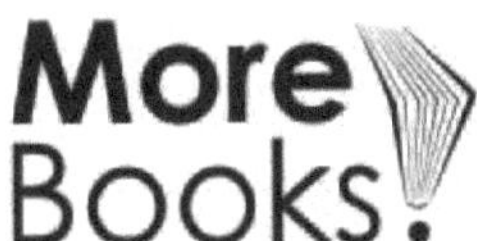

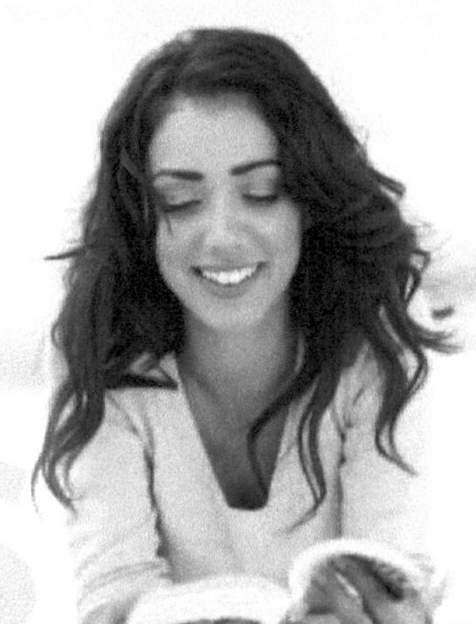

I want morebooks!

Buy your books fast and straightforward online - at one of world's fastest growing online book stores! Environmentally sound due to Print-on-Demand technologies.

Buy your books online at
www.morebooks.shop

¡Compre sus libros rápido y directo en internet, en una de las librerías en línea con mayor crecimiento en el mundo! Producción que protege el medio ambiente a través de las tecnologías de impresión bajo demanda.

Compre sus libros online en
www.morebooks.shop

KS OmniScriptum Publishing
Brivibas gatve 197
LV-1039 Riga, Latvia
Telefax: +371 686 204 55

info@omniscriptum.com
www.omniscriptum.com

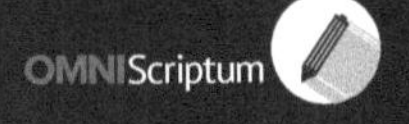

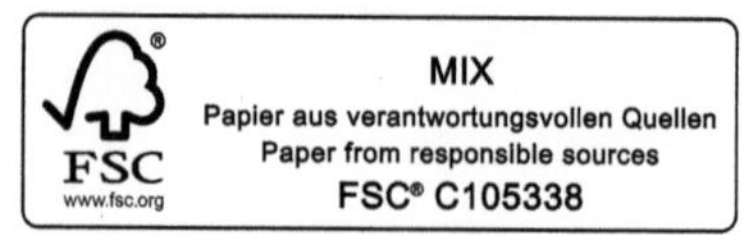

MIX
Papier aus verantwortungsvollen Quellen
Paper from responsible sources
FSC® C105338

FSC
www.fsc.org

Printed by Books on Demand GmbH, Norderstedt / Germany